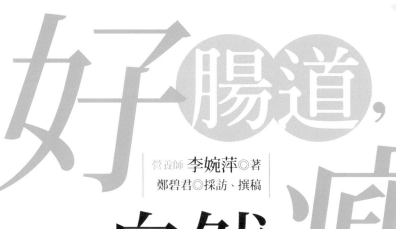

好腸道，自然瘦

營養師 李婉萍◎著

鄭碧君◎採訪、撰稿

營養師教你
日日養成好瘦體質，
不便秘、不復胖

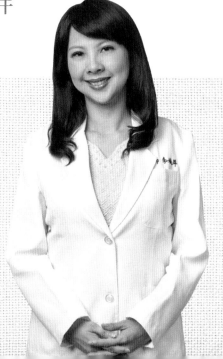

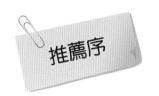
推薦序

把腸道保養好，改善肥胖大腹

書田診所家醫科主任　何一成醫師

　　肥胖有許多種形式，有體重過重、體脂肪過量，腹圍過大也是一種肥胖。

　　您相信腸道不健康會導致瘦不下來嗎？本書作者婉萍營養師指出腹瀉、便秘等腸道問題都會使人發胖！為何慢性腹瀉不變瘦反而胖呢？這是因為一部分腸胃吸收功能不佳的人，會因為吃完正餐、鬧肚子後，仍缺乏飽足感而狂吃甜食、零嘴。真正有營養的成分不但無法好好被身體吸收利用，反倒將有害物質與多餘熱量帶進體內，形成肥胖及健康上的隱憂。這需要改善體質，從腸計議，除了就醫外，本書有指出遠離慢性腹瀉的對策。有些人肥腰氣球肚，竟是脹氣作怪，為什麼會有一肚子氣呢？這與飲食有關係，作者提供了調整飲食遠離脹氣的對策。本書也有專業教練設計的伸展動作，對刺激腹部、改善腸道蠕動有益。

　　書中設計出有系統的3R黃金3階段健康腸道重生計畫，Remove：對腸道不好的食物，先排除！Reinoculate：幫腸道種好菌，告訴你需要哪些食物！Repair：吃對了，才能修護腸道，找出好東西替代原有飲食吧。婉萍並設計容易實行的七日菜單，提升您的腸胃消化、燃脂力，甩肉菜單飲食10招，教你健康瘦，啟動減肥力的10分鐘早餐提案，絕對飽足的清腸午餐提案，不必挨餓的晚餐提案，並讓您學會飲食技巧，外食、聚餐也能瘦。

　　本書內容有保健腸道的醫學理論，有具體可行的方法與食譜，是值得閱讀的一本好書。

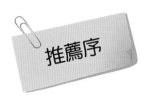

腸道健康是營養的基礎

安禾健康管理中心院長　許庭源醫學博士

　　傳統中醫的智慧認為「脾胃為後天之本」，以現代語言來說就是強調營養對人體健康的重要。腸胃系統正是執行人體消化吸收營養的功能，就像樹的樹根，地下的根系健壯，地上才能枝繁葉茂、開花結果。古人也說「虛不受補」，腸胃系統虛弱，再好的營養也無法吸收。因此腸道健康是所有營養學的基礎。

　　維持腸道健康最好的營養就是益生菌，益生菌很早就出現在人類飲食的歷史中。人們早就認知到益生菌對於健康的好處，舊約聖經中亞伯拉罕將自己的長壽與多子孫歸功於多喝酸奶，可蘭經中也記載穆罕默德用酸奶治病。現今科學界對於益生菌在營養學上與藥理學上作了相當多的研究，對於益生菌對人體的種種功能已有相當肯定的結論。益生菌能夠提高免疫力、幫助人體分解致癌物質、排除重金屬、促進腸道蠕動、製造維生素、幫助營養吸收等。我也在十多年前投入益生菌科學研究，然而它就像是一個無窮盡的知識寶庫，永遠有有趣研究課題。

　　隨著科技的進步，目前的益生菌研究也進入後基因體時代，強調為個人體質量身定做，以提高益生菌對於健康的功效。這樣的研究發想是來自於身為臨床醫師的我必須常回答病人的疑問，「醫生，益生菌這麼多種，哪一種最適合我？」為了回答這麼實際的問題，需要系統化的科學研究。結果發現，每個人的基因背景不同，生理狀況不同，會與益生菌產生不同的反應。這也解釋了許多大型益生菌臨床試驗有效率只約為5、6成，其中的關鍵在於忽略個體的差異性。為了篩選出最適合個人的益生菌種，我與研發團隊利用最尖端的微流體生物晶片技術，發展出全自動個人化益生菌篩選系統。它的

原理是將不同的益生菌種與人體的周邊血白血球進行反應，分析免疫系統的變化，以找出最適合個人體質的益生菌種。這種科學方法快速又精準，對症下藥，不再亂槍打鳥，大大提升益生菌對於健康的好處。

　　婉萍是一位相當優秀的營養師，平易近人的文字敘述，讓讀者快速掌握營養學的精髓，是一本十分實用的健康寶典。讀者若能身體力行，定能獲益良多。

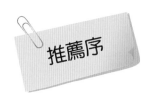

欲無病，腸無渣；欲長壽，腸常清

臺灣中醫師同德醫學會榮譽理事長　羅明宇醫師

　　我和婉萍營養師是在電視台錄影時認識的，婉萍營養師給我第一印象就是她讓人感覺溫馨、親切、開朗、幽默，給人如沐春風的感受。錄影期間常聽見她從營養學角度剖析一般民眾不太注意到的飲食觀念，如中秋節大家知道月餅不要吃太多，可是常忽略了當季的柚子、奇異果、檸檬等會造成腸胃脹氣、消化不良的水果。食物保存方面，因夏季高溫炎熱，常溫下食物儘量不要放置超過一小時，同時避免生食生魚片等寒涼飲食，以免吃壞肚子，即我們中醫所謂寒涼生冷食物易損傷脾胃陽氣，造成消化機能障礙甚至造成寄生蟲感染等問題。

　　想到營養就會聯想到體重的管理，婉萍營養師從營養學的專業角度，提到含糖飲料是一種「空熱量」食物，既空有熱量但沒有其他營養素，當然攝取過量就會造成體重增加、慢性疾病的風險，且婉萍營養師算出，以國人愛喝含糖飲料的習慣，一年就可增加9公斤的體重。中醫所謂濕熱型肥胖，較符合現代代謝症候群的體質，因為在臨床門診中常見女性患者主訴容易發胖水腫、臉部易冒痘痘、淺眠多夢、口乾舌燥、手腳冰冷、月經不調、分泌物過多，所謂上熱下寒的體質。在錄影當中，常會聽聽婉萍營養師從營養學的角度來分析，養生保健的重要觀念和疾病發生的原由，在旁邊聽來，常常感覺自己是一位汲取新知的觀眾，受益良多。

　　在各報章雜誌、平面媒體常見婉萍營養師發表的文章，內容遍及各種族群如孕婦、嬰幼兒、老人，甚至上班族該注意的生活起居、飲食習慣。從我們發現婉萍營養師曾經發表的著作，如「洗腎飲食全書」、「嬰幼兒營養飲食寶典」、「孩子健康聰明就要這樣吃」等等那麼多專業書籍，就知道婉萍

營養師的確在對讀者宣導營養學概念，不遺餘力，造福許多病友，和提醒我們飲食該注意的事項。

　　書中提到如何自我腸道保健；如何檢測自己是否腸道已經老化。現代醫學來說，腸道是關係八成的人體免疫力，在我們中醫同樣有類似的說法，中醫所謂：「欲無病，腸無渣；欲長壽，腸常清。」書中用很簡單的簡易量表分析每個人是否有腸道機能減退的狀況，也符合我們中醫所謂的察言觀色的重要性。當然，腸道的健康跟我們所謂的便秘、發胖、水腫是息息相關的。婉萍營養師又簡明扼要的從現代病理學、營養學角度補充說明，讓所有讀者能夠深入淺出知道我們平常發生的病症所代表的含意，及後續該如何調整校正，回復正常飲食習慣。從食品包裝標示中，能初步篩選出我們攝取的東西是否有造成我們身體的負擔，如造成過敏體質、毒素累積、代謝不良等相關問題，其中釐清很多我們有興趣的觀念，譬如灌腸、喝咖啡、喝鹽水、喝檸檬汁，這些是很多網路或口耳相傳的偏方，這也是對讀者相當重要的一環。內容從身體的伸展，配合呼吸運動達到腸道養生保健的作用，其中圖文並茂、教練小叮嚀，更給我們如同教練親臨的指導鍛鍊。就算對我們常常聆聽營養師在電子媒體的觀念分享，都會覺得婉萍營養師相當的用心於營養學知識的總結，讓我這個中醫師在書籍還沒有出版之前，就能飽覽那麼豐富精彩圖文並茂的資料庫。

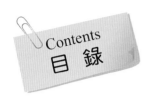

Contents
目　錄

Part 1 檢測篇：你有好腸道嗎？

Part 2 為什麼老是瘦不下來？腹瀉、便秘，腸道問題讓你胖！改善體質，從腸計議

Part 3 3R黃金3階段健康腸道重生計畫

Part 4 每天吃很飽，照樣瘦！七日菜單，提升你的腸胃消化、燃脂力

Part 5 營養師，我有問題！減肥最想知道的Q&A

Part

1

「檢測篇」
你有好腸道嗎？

　　「腸道好，人不老」這句話相信大家都聽過，但是你知道嗎？腸道沒顧好，也會代謝失調、使人胖！

　　藏在身體裡、密密麻麻的腸道，功能到底好不好？可不是自己說了算，就讓這一章來告訴你真正的事實吧！

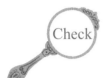 # 你的腸道夠健康嗎？

最近三個月你是否有以下狀況，依照程度填入符合的數字，最後再加總就可以知道囉！

0分：從未如此　1分：偶爾發生　2分：經常發生　3分：總是如此

1. □　沒有解便或解便感到困難不順的情況，經常持續兩天以上
2. □　上廁所排便的時間不規律
3. □　便秘與腹瀉的情形時常交替發生
4. □　常常花了很多力氣也沒辦法順利解便
5. □　經常在排便之後，仍然感到有便意或沒上乾淨
6. □　便便時常呈現很硬又難以解出的狀態
7. □　便便經常是暗沉的黑色樣子
8. □　解出的便便通常都會直接撲通一聲地沉到水底
9. □　排出的便便大多呈現一顆一顆的形狀，有時又會特別稀
10. □　經常被自己便便的味道薰得臭氣沖天
11. □　常常需要吃腸胃藥或軟便劑
12. □　一個禮拜有三天以上都不吃早餐
13. □　用餐時經常快速解決，十五分鐘內就能吃完
14. □　三餐時間並不是很固定的，都是餓了才吃
15. □　一星期中至少有七餐以上外食
16. □　一星期中至少有三餐以上應酬

17.☐　經常吃超商的便當或微波食物，或是到速食店打牙祭

18.☐　比起魚類，更愛吃肉食

19.☐　不喜歡吃蔬菜，或只吃固定幾種青菜

20.☐　每天攝取的蔬菜小於一碗吃飯的碗量

21.☐　沒有每天吃水果

22.☐　吃到全穀根莖類食物中的粗食頻率一周少於三次（主食都以白飯、白麵條……等精緻食物為主，較少吃綠豆、糙米、玉米、南瓜……等）

23.☐　一周有三天以上會喝上一杯飲料

24.☐　常吃消夜，如鹽酥雞、鹽水雞……等

25.☐　假日常吃燒烤、美式早午餐、吃到飽、甜點下午茶、麻辣鍋……等

26.☐　早上起床後經常有氣無力，仍感覺到累

27.☐　很積極減肥卻沒什麼成效

28.☐　臉部或下半身易有浮腫現象

29.☐　放屁的味道氣味很不好，或經常被別人說很臭

30.☐　臉上的膚色是比較暗沉、不帶光澤的

31.☐　皮膚粗糙，經常長粉刺或痘痘

32.☐　躺下床後不易入睡，常感覺睡不飽

33.☐　時常感到胃部不舒服

34.☐　吃完東西後會打嗝或排氣

35.☐　常發生胃酸過多或胃食道逆流現象

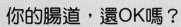

你的腸道，還OK嗎？

0～12分	恭喜你，目前為止你的腸胃道還是相當有活力的，請繼續保持喔！
13～35分	建議你，趕快改善一下自己的飲食習慣，否則腸道接下來就會向你抗議了。
36～60分	喔哦！看起來你的腸道老化程度很高唷，顯見你的飲食與生活方式都不太健康，需要進行全面的檢討！
61分以上	情況似乎不太妙！你的腸道已經發出許多警訊，當不適現象持續出現時，還是得及時求診醫師與營養師才是上策。

★以上腸道檢測項目僅提供讀者檢視自我的飲食與排便狀況之用，不代表真正的醫學檢測。如果腸胃消化或排便有任何異狀，應向醫師諮詢。

看便便，知腸胃

　　每次如廁過後，在按下沖水開關之前，你曾對座下黃金瞧上一眼嗎？便便是最能誠實反應腸道健康的重要指標，想要解讀自己的消化密碼，就從觀測排泄物開始！

● 顏色

· 黃棕色、黃褐色：在人體中擔任消化液角色的膽汁，是形成糞便顏色的主要關鍵。原來墨綠色的膽汁會使得在小腸中的食物殘渣也會被染成綠色，但經過腸胃道的細菌分解作用、混合均勻後，就會變成土褐色或黃棕色，這也是正常成年人的便便應該呈現的顏色。

· 深褐色：含有較多動物性脂肪與高蛋白的飲食方式，會讓身體的膽汁大量分泌促進分解，而這些膽汁就會讓便便呈現較深的茶褐色，同時也帶有難聞的臭味。

· 綠色：當吃了過多綠色的蔬菜、殘留纖維時，可能會排出綠色的大便。有時候腹瀉也會混有綠色的便便，這是因為食物通過消化道的速度太快，導致膽汁來不及進行消化，就被排出體外，才會出現綠色的糞便。

· 黑色：食用了含鐵豐富的食物，如豬血、豬血糕、櫻桃、桑葚，或是容易染色的墨魚汁製品，或者是補充鐵劑後會發現有黑便或顏色變深的情形。如果不是飲食上的因素，可能代表你有上消化道出血的問題，例如十二指腸潰瘍、胃潰瘍、出血性胃炎等等。

· 紅色：也有可能是含有大量紅色素食物的關係所引起，例如紅色火龍果。但如果最近並沒有進食紅色素較多的食物卻排出偏紅色的便便，則可能是與下消化道有關，像是患有痔瘡或大腸，必須盡快就醫。

【布里斯托大便分類法】

第一類：粒狀、硬身

> 一粒一粒的有如羊糞，質地堅硬，排出時常感到困難，易造成肛門口破皮情形。

第二類：腸狀、起塊

> 雖然是條狀，但形體較粗且表面為顆粒狀，也是較硬、不易排出的便便類型。

第三類：腸狀、表面有裂紋

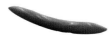

第四類：長條狀、光滑而柔軟

> 有如香腸或香蕉、表面光滑的長條形，是最健康的便便型態。

第五類：一抹抹、但有清晰分界、柔軟

> 雖不成條狀，但有容易排出的特點。

第六類：鬆軟小塊、呈糊狀

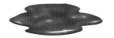

第七類：流質、沒有粒塊

●硬度

　　一般我們會說，成條狀、稍軟的「香蕉便」是比較健康的便便。而糞便的軟硬度又與所含的水分有密切關係，例如香蕉便的水分大約占70％～80％左右；顆粒狀的山羊便，水分可能在60％以下；至於腹瀉時的糊狀、水狀便，水分則在90％左右。

　　關於糞便的形體與軟硬程度，可參考「布里斯托大便分類法」（Bristol Stool Scale），這是由英國布里斯托大學的Heaton與Lewis設計，並在1997年所發表的、為了醫學需求設計的分類法。它將大便分成七種類型，藉由各種形狀可以讓大家對於自己的腸胃狀態更加一目了然。

　　要是你的便便是有如第一、二類的形狀，代表糞便堆積在腸道的時間太久了，水分被吸收，因此含水量少、比較乾硬。

　　第三、四類則是比較理想的便便形體，尤其第四類是最容易被排出的形狀。

　　若是像第五～第七類的糞便，則代表有腹瀉現象。因為水分含量多，會呈現不成固體、稀稀糊糊或水狀的樣貌。（註：第五、六類也有可能是因為肉吃太多，蔬菜不足，不一定是腹瀉。）

　　因此，在腸胃道功能最健康的情況下，排便應該是：

1. 每天或定期自然解便，不需依靠藥物或其他人為方式。
2. 排便時感覺很順，不需特別用力，排完後沒有殘留感，不會沾黏在馬桶邊；擦拭時不需要用到太多衛生紙就能擦乾淨，且無黏膩感。
3. 帶點土黃或咖啡色，沒有混雜未被消化的食物。
4. 有如香蕉或香腸的長條狀，約2～3根共200公克左右。

5. 聞起來不會有太明顯的臭味，有點像食物發酵後的味道；攝取較多蔬菜量的人，便便甚至會有類似青草的味道。

6. 一天大便三次的人，可能早上的第一次會是【布里斯托大便分類法】中的第四類，接下來可能出現第五類或第六類的型態，也屬正常情況。

為什麼老是瘦不下來？

腹瀉、便秘，腸道問題讓你胖！改善體質，從腸計議

腹瀉　讓人瘦不了

「拉肚子不是應該會瘦下來嗎？為什麼反而變胖？」

事實上，一部分腸胃吸收功能不佳的人，會因為吃完正餐、鬧肚子後，仍缺乏飽足感而狂吃甜食、零嘴。真正有營養的成分不但無法好好被身體吸收利用，反倒將有害物質與多餘熱量帶進體內，形成肥胖及健康上的隱憂。

解除肚子腹瀉老毛病，才能從根本扭轉體質！

首先，找出腹瀉原因

我們所認知的腹瀉，即一般人所說的「拉肚子」，是指排便次數比平常來得較多，且糞便總量也超過正常時的平均值，加上大便的硬度減少、含水量明顯增多，變成稀稀糊糊或水便的狀態。

其中又可分為急性腹瀉與慢性腹瀉兩種，急性腹瀉大多是因為受到細菌、病毒感染而出現的症狀，包括急性腸胃炎、痢疾、食物中毒、飲食不潔……，有時候還伴隨有發燒、腸絞痛、嘔吐；而暴飲暴食、藥物影響或消化不良也可能造成。

至於慢性腹瀉，則是指腹瀉延續逾2～4週的現象，通常不會有類似發燒的感染性症狀。不過，這有可能是某些重大疾病所發出的求救訊號，建議有疑慮的人應就醫、安排進一步檢查，來排除潛在的嚴重疾病。而我最常在門診中碰到的慢性腹瀉患者，多半都是因為對食物產生過敏或因精神壓力導致，例如「大腸激躁症」。或是自體免疫的疾病，如克隆氏症、潰瘍性結腸炎。

【你的腹瀉是哪一種？】

●大腸激躁症

　　大腸激躁症又稱為腸躁症，這是一種長期、反覆發生的症候群，不屬於疾病的一種。這樣的病人在做腸胃鏡檢查時，於腸道外觀上並看不到異狀，也沒有發炎、免疫上的相關問題。

　　那麼，腸子到底發生什麼事了呢？古詩云：「望而不見空斷腸」、「君以別，哭斷腸」、「念君客遊思斷腸」、「夕陽西下，斷腸人在天涯」……從這些句子看來，讓人不禁要問：難過不是心裡難過、而眼睛哭出眼淚來嗎？跟腸究竟有何關係？其實，我們的思想、緊張、感傷、悲苦的確都會影響到我們的腸子，因此有「腸道是我們的第二個腦袋」一說。由於腸道會感覺到我們的喜怒哀樂，所以當大腦煩惱的事務較多，就會導致自主神經的不協調，因而出現腸道不適的種種症狀，例如腹瀉、便秘、腹脹、腹痛。有些人是單純的「腹瀉型」，有些只以「便祕型」作為呈現，另一部分的人則是腹瀉與便秘交替出現的「混合型」。

　　比較特殊的是，醫學上認為腸躁症是很容易受情緒影響的一種腸胃病癥，也就是說心理因素占了很大的原因。通常，當我詢問完腸躁症患者的生活習慣後，經常發現他們的腹瀉症狀一到了假日、不用上班，或者放假時，也就跟著消失了；一旦回到讓他們備感壓力的環境，心情一緊張、腸道蠕動的速度加快，那些不舒服的現象就又統統回來報到了。

●食物不耐症

　　因對食物產生不耐受而引發腹瀉最普遍的原因，即乳糖不耐症；另

外，有些人在吃了不新鮮的帶殼海鮮，如螃蟹、蝦子、貝類食物後，因為產生的抗組織胺增加，也會出現刺激腸道而腹瀉的現象。

產生食物不耐症的原因至今仍不明確，有可能是經遺傳體質而來，或是免疫功能不全、環境因素……。當中被認為最有可能的，是因為身體缺乏某種必要的酵素，以至於無法分解一些食物裡的物質。比方說，患有「乳糖不耐症」的人，就是因為腸道裡缺乏能消化、分解乳糖的酵素導致。

食物不耐症與食物過敏有點類似，但食物過敏引發的反應通常會嚴重一些，而且可能涵蓋了皮膚、呼吸道、腸胃系統……等；食物不耐症則大多以腸胃道症狀來表現，例如脹氣、腹痛、腹瀉，當然也有人是反映在呼吸系統或皮膚上。

特別的是，食物不耐症不像急性食物過敏，吃完後在短時間內就會出現不適症狀，而是要等到在身體裡累積至特定的量，當耐受力到達再也無法承受的程度時，才會讓人感到不舒服。所以，也許你的身體對所吃下的某些食物本來就有耐受度不佳的問題，但因為身體始終都在對付這種現象，因此並不會產生異狀；或者有人對這些不適症狀感到習以為常，舉例來說，就曾有客戶訝異的說：「我從小到大每天都會拉肚子，我以為這很正常呢！」

● 麩質過敏症

麩質是一種廣泛存在穀類，如小麥、大麥、裸麥……等的特殊胜肽（蛋白質分解後的一小分子物質）蛋白質，這種胜肽進入體內會產生一連串的免疫反應和發炎的反應，改變腸道黏膜的損傷，改變腸道神經胜肽的分泌，影響消化吸收，嚴重還會影響腸道絨毛萎縮和扁平，因此影

響微量營養素與巨量營養素的吸收。對麩質產生過敏的症狀，常見的有腹瀉、脹氣、便秘、腹絞痛、噁心，又稱「粥狀瀉症」、「乳糜瀉症」（celiac disease）。

　　麩質過敏症是身體免疫系統對麩質產生過敏所導致，經常造成患者慢性的腸道吸收不良障礙，醫學上發現與遺傳因素有較大的關聯，唯有小腸切片才能作為最後確診的判斷。假如懷疑自己可能有此症狀時，不妨自行採用「無麩質飲食」至少三個月觀察看看，也就是說暫時不吃上述食品的製品如麵食、麵包製品、蕎麥，要是不適現象因此獲得改善的話，就可以有一個比較確定的答案了。

　　註：燕麥本身不含麩質，但是在製作燕麥產品的過程中，廠房機器可能同時也會處理小麥或其他含麩質穀類，因此麩質過敏症患者也不建議食用燕麥。

遠離慢性腹瀉の對策

【向生冷食物說NO】

　　有習慣性腹瀉的人，生冷的食物如橘子、西瓜及大多數的瓜類蔬果……等，以及生菜沙拉、精力湯、蔬果汁要盡量少吃。這一類的飲食的性質較寒涼，也因為某些未經烹煮的料理可能含有細菌，對腸胃原來就很敏感的人會進一步造成較嚴重的肚痛與腹瀉。平常如果要吃也應避免在空腹時食用，而冷飲、冰品也要忌口；平素腸胃不佳者，海鮮配冰品、冰啤酒的組合，當然就更不建議了。

　　為防止腸道快速蠕動、拉得更厲害，在嚴重腹瀉後不要緊接著又吃下高纖的食物，蔬菜可選擇吃嫩葉或芽菜類，稀飯、並以麵條、白吐司……等清淡、低渣飲食為主。

【以自我測試代替醫學檢測】

以食物不耐症來說，是因為所食用的某種食物份量累計已超過身體所能負荷而產生的症狀。對醫生來說，因為無法掌握你每天究竟吃了哪些東西，而且氣候、環境因素……等可能也會互有影響，因此要找出究竟是哪一種食物導致不適，並不容易。

因此，我會比較建議「懷疑飲食讓你產生不耐症狀」的人應長期觀察自己的飲食，並進行調整。比方說，懷疑牛奶是使你腹瀉的元兇時，試著一段時間暫時不喝牛奶，不吃奶製品（奶類可以發酵過後的優酪乳、優格替代）。

如果自我測試將某種食物戒除，結果的確得到了改善的話，是否代表從此之後都要將這個食物列入黑名單了呢？倒也不必，建議恢復後可以先嘗試少量食用，觀察身體有無特殊反應。程度較輕者可慢慢再增加食用份量，訓練身體對食物的耐受性；但要是症狀反應比較明顯、嚴重不適，往後就應格外避免食用。

【適度為自己降壓】

針對患有大腸激躁症的客戶，我會詢問他們在什麼時間點、情形或環境下，或是在吃了什麼東西之後會出現不舒服的症狀。比方說，我曾碰到病人平常早餐喝牛奶都沒事，但一到公司旺季、加班前夕，一喝牛奶後就狂跑廁所，這時他的腹瀉問題應該就是跟緊張、焦慮的心情層面關聯較大，而非牛奶本身了。

誠如前面所提，心理壓力[註]、負面的情緒，會讓腸躁症患者增加腸胃疼痛與排便異常的問題。因此，我都會提醒他們「把心情放輕鬆

點」，如果無法避免工作所帶來的壓力，那麼回家後泡泡澡、做點運動、按摩、從事自己喜愛的活動……，或是自我調整心態，培養工作以外的不同的興趣，或者透過宗教信仰幫助紓壓，都能有助減輕腸胃症狀。

註：有鑑於我所接觸的客戶患有腸躁症者比例不低，而身為營養師能著手的心理諮詢實在很有限，建議受腸躁症所苦的人當感覺自己又有無法排解的壓力時，可找人聊一聊，或可至專業的心療網站（http://www.tip.org.tw/）尋求輔導。

【膳食纖維，適量就好！】

　　平時在飲食中增加纖維量，可改善腹瀉的症狀，不過一樣必須逐次增加，否則反而又引發腹脹了。假如是患有腸躁症的人，在提供大量的纖維後，也很容易加快腸道蠕動的速度，導致不適。

　　所以，對飲食型態已經相當健康的人，也就是指每天已吃足五蔬果，三餐主食已改為粗糧者，我通常會建議他們稍微減少膳食纖維的

麩醯胺酸是什麼？

　　它是身體中含量最豐富的胺基酸，約佔肌肉裡胺基酸的60%。在我們因生病、受傷，或在高度體能訓練之下會大量地消耗流失，這時補充含有麩醯胺酸的食物或保健食品，便能加速組織修復的程度。也有研究指出使用麩醯胺酸，能改善腸道的免疫功能。

　　富含蛋白質的食物同時也會含有較多的麩醯胺酸，詳細的食物列表請參閱Part 3第83頁。

份量，但是不妨增加水溶性纖維的攝取，並補充麩醯胺酸（glutamine）幫助腸道黏膜的修復。由於營養評估是從纖維高的減少，纖維少的要增加，並以水溶性纖維為主。因此若纖維吃太少的人，需增加水溶性纖維，幫助水份吸附，減緩腹瀉，同時因為糞便水份較多，水份排出多，因此還要注意水份攝取。

【麩質過敏者要戒斷所有含麥麩食物】

採「無麩質飲食」是避免麩質過敏的唯一方式。因此，像是市售的麵包、蛋糕、餅乾、義大利麵、三明治、包子、水餃、啤酒……等食物，可能添加麵粉的炸雞排、炸魚排、西式濃湯……，麩質過敏者都要完全戒除，改以白米、糙米、紫米、蕎麥、小米……等米類，與地瓜、馬鈴薯、玉米、玉米片、玉米粉、碗豆、埃及豆、白扁豆、鷹嘴豆、山藥……等作為主食。其他像是蔬菜、水果、肉類、豆類、海鮮或是堅果種籽類食物，則不須特別限制。

一般說來，因西方國家多以小麥為飲食主軸，在執行「無麩質飲食」上會比較困難；而台灣因為主食多樣化，相對容易些。但為避免不小心吃到含有麩質的加工食品，還是必須謹慎、多閱讀營養標示。

另外，現在市面上也有一些主打「無麩質」的食品，購買時如有疑慮，記得詳閱標籤或詢問製造廠商、餐廳詳細的成份，更能吃得安心。

肥腰氣球肚，竟是脹氣作怪？

明明四肢就很纖細，為什麼肚子卻肥嘟嘟的，活像小腹婆？

你也有小腹一圈肉肉，吃飽飯後尤其更是明顯的困擾嗎？

先別忙著減肥，因為你的問題可能不是肥胖，而是脹氣！

為什麼一肚子氣？

吃完東西沒多久後，肚子就感到鼓鼓脹脹的、不舒服，有時還會咕嚕咕嚕作響，更尷尬的是，接下來一陣陣的打嗝、放屁，到底是怎麼一回事？這是因為你的腸胃裡有一堆氣！

為什麼腸胃裡會有氣呢？一個是從嘴巴吞進去的氣體，另一個是食物進到胃、小腸後被細菌分解所產生的氣體。當消化道中產生大量氣體，又沒有經由打嗝或排氣被排除後，便會積聚在腸胃裡造成脹氣，引發肚脹、腹痛、腹鳴……等症狀。

也就是說，脹氣主要是受到個人消化狀態的影響，與飲食內容、用餐速度有十分密切的關係。Check看看以下用餐習慣，是否似曾相識呢？

1. □　吃東西時總是吃得又急又快，習慣一邊吃飯一邊滔滔不絕地說話。

2. □　習慣嚼口香糖，或習慣使用吸管喝飲料。

3. □　用餐時總要吃比別人較多的量才有飽足感。

4. □　平常飲食較偏向肉食、炸物、燒烤

5. □　喜愛喝可樂、汽水……等碳酸飲料。

6. □　很喜歡吃蛋糕、餅乾等等甜食，或是含糖飲料。

7. □　有抽煙習慣

8. □　有便秘問題

9. □　患有乳糖不耐症，每次喝牛奶腸胃都會不舒服。

10.□　最近正在嘗試攝取富含纖維食物，而且增加的份量比以前多很多。

Why？營養師解析！

1. 習慣邊吃邊說話，會吃進較多空氣。

2. 使用吸管喝飲料，會不自覺地喝下較多氣體；嚼食口香糖的動作也是。

3. 吃得太多、太撐，或是餓過頭，易造成脹氣。

4. 含有大量脂肪或經過油炸的食物，會延緩消化的時間，讓食物長時間在體內發酵，產生較多氣體。

5. 碳酸飲料或啤酒、黑麥汁、氣泡飲品……等含有大量氣體的飲料，容易引起腹脹。

6. 當攝取果糖超過35～40公克時（約500c.c.全糖的飲料），也是一個容易造成果糖吸收不良、導致腹脹的狀況。

7. 抽煙也會吞入空氣。

8. 便秘即代表食物殘渣或糞便在腸胃道停留過久，同樣也會產氣。

9. 當人體無法消化牛奶中的乳糖時，腸胃中的細菌會分解食物產生氣體，造成腸胃不適、脹氣。

10. 當攝取纖維的速度太快或一下子吃進太多的量，易引發脹氣。

　　有時體型比較肥胖的人，也會因胃部受到擠壓，胃酸容易逆流至食道，引發脹氣感。不過，即使是體型較瘦的人，也可能會有脹氣問題。預防與改善之道，還是要從飲食與生活習慣做起。

遠離脹氣の對策

【有『酵』搞定！】

　　人體本來就會製造消化酵素，一般通常都不會有缺乏問題，但隨著年齡增加、不當的生活作息及飲食習慣，便會慢慢減少。酵素一旦缺乏或者活力不佳，就無法有效分解食物及促進腸蠕動，這樣一來，沒有被完全消化的食物排空至大腸就容易造成一個讓細菌發酵的環境，引起脹氣。

　　因此，消化功能不良的人藉由補充消化酵素，可以達到改善腸胃環境的效果。而含有較多酵素的天然水果，包括鳳梨、奇異果、木瓜。尤其是在攝取肉類蛋白質的同時搭配這類水果於餐中或餐後食用，可以讓蛋白質的分解及吸收更好，促進消化、預防脹氣找上門。

　　而在壓力過大、應酬或大餐……等特殊場合，人體自行分泌的酵素與所攝取的天然蔬果不足以使用時，補充適量的酵素產品輔佐食物分解成比較好吸收的小分子、調整消化機能也是方式之一，無論是藥品級或營養品等級都可以。

　　市售的消化酵素補充品，分為錠劑、膠囊、粉末或液體……型態，大部分也都會強調原料取自天然食材，例如鳳梨酵素、木瓜蛋白酶、甜菜鹼……等。購買時都應特別注意成分說明標籤，至少要有蛋白質、澱粉、脂質分解酶三種；如果是含有番瀉葉等類似解便配方者，長期服用會造成腸黏膜變黑、破壞腸道平衡，要格外小心。

【水果吃對了，才能助消化】

　　過去我們常聽大家這樣說：飯後吃水果有助消化；近年來也有人主

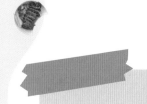

酵素怎麼吃才有效？

　　服用酵素時同樣也要吃對方法，要是吃錯了，在幫助消化方面可能就見不到效果囉！

　　市面上的酵素無論是錠劑、膠囊、粉狀或是液狀產品，主要都是由蛋白質所組成，因此有怕熱的特性，所以在補充酵素時如果要喝水必須是冷開水或溫開水。其中粉狀酵素由於不容易直接吞服，建議先加冷開水拌勻或先喝點水再服用粉劑；液狀酵素（如水果酵素）可直接飲用也可加少許冷開水稀釋後再喝。

　　如果你有喝蔬果汁的習慣，將酵素與蔬菜、水果一起放入果汁機裡打勻再喝也是可以的；但某些酵素碰到牛奶會凝乳結塊，果汁裡最好不要加入奶類製品。

　　由於酵素是要用來輔佐消化用的，因此可以隨餐服用，或最晚於餐後兩小時內吃完。至於是要早上或晚上吃呢？通常我會建議在你每天吃最多的一餐來服用，可以避免脹氣、消化不良、胃食道逆流……等困擾。

張水果應在飯前吃，其營養可直接到達胃並優先被小腸吸收。

　　的確，餐前吃水果不但可補充纖維量，同時也能幫助腸道蠕動、消化，但卻並非人人通用。之前我有一位客戶在看到網路一篇有關飯前吃水果的文章後照著做，過了幾天來向我諮詢：「聽說空腹吃水果比較能吸收到水果的營養，但我這樣吃之後感覺胃很不舒服，到底該怎麼辦？」

　　事實上，食物進入胃之後再挪動至小腸可能需要2～4小時，這些食

物若非液體類，最後大概都會混成食糜一起進到小腸中，在營養吸收上差異不大。再說，原本希望更能享受水果的營養價值卻因此導致胃部不適，那可就得不償失了。每個人的體質不同，任何飲食內容與食物必須因人而異。像這位客戶後來改成飯後再吃水果，胃部的困擾也就解決了。

　　反過來說，也不是每種水果都在飯後食用才有好處。像是以前我奶奶就經常這樣說：「桃子飽、李子餓。」就是說桃子含有較多水分與膳食纖維，具有飽腹感；而像李子這類帶點酸味的水果，通常都有促進胃酸及胃消化酶分泌的作用，能增加腸胃蠕動，就很適合飯後吃。另外，包含鳳梨、木瓜、柳橙、葡萄柚、山楂、草莓、奇異果⋯⋯等水果，在飯後食用不僅能增強消化功能，有些還有解膩的作用。

　　如果是在餐前空腹吃水果，對胃酸分泌較多，或患有胃潰瘍、胃食道逆流的人，就不是個好主意。而且，有些水果在空腹時食用也不容易消化，譬如含有高纖的綠棗、具有收斂作用的番茄與柿子⋯⋯，反而容易引發胃脹。不過，要是你有副好胃也想減重的話，飯前吃水果就很適合；若是偏貧血體質者，在餐後兩小時內食用則可有助於餐中鐵質的吸收。

　　使用天然食物製成的蔬果酵素也是很好的消化幫手，或是用鹽醃乾燥後的鹹檸檬片泡水飲用也很理想。利用水果製成的醋飲稀釋成100c.c.^{（註）}，於飯後或隨餐飲用，都能有利消化，但患有腸胃道潰瘍、糖尿病（適量使用）、腎臟病的患者，或有胃食道逆流症狀的人，則應避免飲用。

註：市售醋飲產品濃度各有不同，需參閱標示。另外要注意醋飲都有一定的甜度，當你喝下含有15公克糖份（碳水化合物）的醋飲時，等於吃了一份水果的熱量。

含糖醋飲成份標示

營養標示 Nutrition Facts	
每100毫升 (Per 100 ml)	
熱量(Calories)	133大卡(Kcal)
蛋白質 (Protein)	0.3公克(g)
脂肪(Total Fat)	0公克(g)
飽和脂肪(Saturated Fat)	0公克(g)
反式脂肪(Trans Fat)	0公克(g)
碳水化合物(Carbohydrate)	33公克(g)
鈉(Sodium)	26.5毫克(mg)

當喝下100毫升的這類含糖果醋，必須多走將近4000步才能消耗掉熱量。選購時要多加注意，也別因為酸酸甜甜的好口感就不小心過量了唷！

以這瓶含糖醋飲每100毫升含有33g碳水化合物來說，當你喝下約45毫升就相當於一份水果了。

無糖醋飲成份標示

Nutrition Facts	
每一份量 50 毫升	Serving Size : 50ml
本包裝含 12 份	Servings Per Container : 12
每份	**Amount Per Serving**
熱量(Calories)	21大卡(Kcal)
蛋白質 (Protein)	0.3公克(g)
脂肪(Total Fat)	0公克(g)
飽和脂肪 (Saturated Fat)	0公克(g)
反式脂肪 (Trans Fat)	0公克(g)
碳水化合物(Carbohydrates)	4.0公克(g)
糖 (Sugars)	2.3公克(g)
鈉 (Sodium)	2.5毫克(mg)

飲用100毫升的不加糖果醋，等於走路1260步所消耗的熱量，與加了糖的醋飲相比，帶來的熱量不到1/3。

這瓶不另外加糖調製的醋飲，每50毫升含有4g碳水化合物，熱量21大卡，飲用約150毫升，即等於60卡的一份水果熱量了。

註：此標示一份為50毫升，100毫升為兩份。

比較項目	含糖醋飲	無糖醋飲
一份水果60卡	45毫升	150毫升
100毫升含有的碳水化合物	33公克	8公克
100毫升含有的熱量	133卡	42卡
需要消耗的走路量	3960步	1260步

【高脂肪食物，脹氣元兇之一】

　　一般食物從嘴巴吃進去到達腸胃，約需要2～6小時的時間，以三大類營養素－澱粉、蛋白質、脂肪來比較，澱粉（碳水化合物）是其中最容易被消化的，其次是蛋白質，而速度最慢的就是脂肪了。

　　因此，當你飲食中特別偏好攝取高脂肪食物，例如動物內臟與外皮、肥肉、豬油、甜食……，或是經過油炸的雞塊、薯條、魚排，以及隱藏的高脂食物，如酥皮點心、油條、小籠包、披薩、麵包、餅乾、冰淇淋等等。這些難以消化的食物，都會延長在胃裡排空的時間，因而導致發酵、脹氣。深受脹氣困擾的人，建議飲食還是務求清淡，一般成年人每天攝取的總脂肪量，應佔總熱量的20%～30%為宜。

【避開會讓你產氣的食物】

　　有些食物如某些蔬菜或豆類，理論上在人體消化的過程中易產生氣體，像是最常見的青椒、地瓜、花椰菜、高麗菜……，但不表示每個人吃下這些食物後都會有狀況，其反應因人而異，不需要全面拒吃，最好是在你食用各種食物時仔細感受一下。

　　若想揪出會讓自己脹氣的食物，平常只要多多觀察飲食情形與腸胃狀況，最好的方法是將每天所吃的食物與數量記錄下來，並觀察當天是否有引發任何特殊症狀，對於有疑慮的食物加以避食或少量食用。

　　主食類：地瓜、芋頭、南瓜、馬鈴薯、菱角、玉米、糯米、全穀類、麵包……等。這是人體的主要熱量來源，其中的地瓜、全穀類更是含有豐富纖維、有助促進腸胃蠕動的食物。不過也因為它們含有多醣類的緣故，過量攝取容易產氣。

過量的醣類：過多的麵包製品、烘培食品若攝取過量，當餐無法消化完全進入大腸後，亦會形成產氣。

豆類：黃豆、豌豆、紅豆、綠豆、扁豆，以及豆製品如豆干、豆腐、豆漿……等。含有豐富的蛋白質，但也因為富含寡糖（棉子糖及水蘇糖）與纖維質。而人體分解此種寡糖的消化酵素較少，因此在小腸時無法被消化吸收，進到大腸中就會被腸中細菌發酵成各種短鍊脂肪酸和氣體（如氫氣、甲烷、二氧化碳）。有些人較敏感、一吃就易排氣，有些人則是要吃到一定的量或一下子吃太多不易消化時，才會導致脹氣。不過，這雖然會讓你的社交生活偶爾出現尷尬場面，但是對於腸道來說，卻是增進菌益生的來源。

蔬菜類：花椰菜、韭菜、洋蔥、白蘿蔔、青椒、茄子、小黃瓜、高麗菜……等。特別是在十字花科蔬菜裡，因含有硫與棉子糖成份，吃多了也會引發脹氣。在食用份量上多注意，比方說不要在某一餐裡攝取一大碟的高麗菜或花椰菜，就比較不用擔心受腹脹之苦。雖然十字花科蔬菜被認為是很好的抗氧化食物，但建議還是應該要均衡的攝取各種蔬菜，降低老是吃同一類蔬菜的食用頻率，多樣化的變換種類才是健康之道。

此外，柚子、香蕉、柑橘類水果、西瓜……等水果；汽水、沙士、可樂……等碳酸飲料，與牛奶、乳酸飲料；或是油炸食品、精緻甜點，也都是比較容易引起脹氣的食物。

這裡可以舉個案例來說，有客戶反應最近一直排氣，連坐計程車時都要努力的憋住以免尷尬。原來是因為他的膽固醇過高，聽了我「增加全穀根莖類，幫助膽固醇下降」的建議後。回家後非常認真的執行，飲食三餐幾乎都是麥片、燕麥奶加五穀粉與豆漿，再加上地瓜……。這樣

的組合雖讓他的膽固醇指數下降了，但卻因為高纖、澱粉的比例太高，豆漿、地瓜和五穀粉（其中含有豆類）也都是易產氣的食物，難怪他滿肚子都是氣了。經過調整飲食內容後（把容易令他產氣的地瓜拿掉或不與穀粉一起食用；但仍需維持膽固醇下降的目標），之後排氣的現象已減少許多。

【引發慢性過敏的食物也要注意】

脹氣也是某些人產生慢性過敏的症狀之一，因此若發現是某種食物導致脹氣，減少食用即可。以我個人來說，經過慢性檢測後發現，會引發過敏現象的其中一種食物是青椒，對照我過去的飲食經驗，的確是每吃青椒必定脹氣。但是對於別人常說吃了會脹氣、排氣的地瓜，身體卻是一點反應也沒有。再次印證了飲食仍是必須講求個人差異化。

不過，若做過慢性過敏檢測後，發現有超過十種以上讓自己致敏的食物時，可能代表你的腸胃功能有點小狀況，有可能是腸漏症，或是免疫力大幅下降，或是不良的生活與飲食型態已損壞胃腸狀況，有需要時應求診專科醫師，並需找有經驗的營養師做個人的食物調理。

【養成好習慣，氣消不再來】

大部分在臨床上見到最容易引發脹氣的原因，其實還是以不當的飲食行為為主，因此培養良好的用餐習慣，仍是調整腸胃機能的根本辦法：

1.吃飯時專心吃飯，不要趕時間也不要作其他事。藉由細嚼慢嚥的動作，嘴巴閉起來咀嚼食物，才能把食物充分磨碎，不會吞進空氣，這樣再進入腸胃道後才比較好吸收。

2. 避免喝碳酸飲料，尤其不要在餐中搭配飲用；如需喝果汁或其他飲品時，用杯子就口喝比吸管來得好。

3. 改掉時不時嘴巴嚼食口香糖的習慣，容易吃進空氣；有抽菸習慣的也要戒煙。

4. 配戴到不合適的假牙也會導致脹氣，如感覺假牙太鬆，應至牙科進行矯正。

5. 吃飽後的第一件事就是不可躺下、坐著或趴下睡覺，站起來走動或進行適度、緩和的散步，可以促進腸子蠕動，是改善脹氣的好方法。即使你已經發生脹氣不適，經由散步也能加速腸道內的氣體順利排出，緩解症狀。

6. 當脹氣不舒服時，也可採平躺姿勢，將兩腿膝蓋彎曲至胸部並用雙手抱環住，或擦些薄荷油、熱敷幫助緩解症狀。

不過，當你的脹氣情形持續一個月以上，或有腹部疼痛、腹瀉、噁心或食慾不振……等情形，建議你還是趕快求診肝膽腸胃專科醫師查明病因。

 嗯不出來　便秘使人肥

關於怎麼樣才是正常的排便？可能大家最常聽到的說法是：一天三次或兩三天一次，都在正常範圍內。一般每天一次是比較常見的，然而，如果你是三五天內排便一次，也不用過於擔心。

但若是習慣性地，每個星期少於三次排便，即可被稱為便秘；甚至

一星期少於一次的話，那麼你就要嚴格注意為什麼食物「只進不出」了！

另外，在個人的主觀感覺上，若有以下任何一種情形，便可視為排便困難：

1. 自覺排便量少或糞便乾硬；

2. 上完廁所後仍感覺解不乾淨；

3. 排便時有疼痛、不舒服感；

4. 其實沒有便意，解便時必須強迫自己刻意排便。

要是以前從來不便秘卻突然發生或便秘持續兩週以上（即兩週排便少於六次）的情形，建議你就要向專業醫師諮詢、找出原因並加以治療了。

首先，找出便秘原因

什麼樣的人容易發生便祕狀況呢？一般而言，我都會提醒門診病人，水要喝足、蔬果要多吃，最好再搭配運動，這些都能幫助腸子蠕動更順暢、改善便秘。所以反過來說，飲食不當與低纖飲食，通常是易導致便秘的原因。

不過，人體的機制是很複雜的，某些慢性便秘者並非只有纖維攝取不夠的問題，排除器質性的因素如先天性巨結腸、大腸憩室炎、大腸癌、糖尿病、癌症……等疾病，及懷孕的特殊狀況之外，較常見的便秘因素有下列幾種：

【喝牛奶可能也會造成便秘】

在很多研究報告中已指出，牛奶是引發慢性食物過敏的排行榜冠軍；大家也都知道，當身體無法消化奶類中的乳糖時，會出現腹瀉的不耐徵狀，稱為乳糖不耐症。

然而，無論是對牛奶蛋白過敏或是有乳糖消化障礙的問題，同樣也有可能會導致便秘，例如有些兒童的便秘，可能就是對牛奶產生反應相關。不過在臨床上也發現，有乳醣不耐但平常不喝牛奶卻有便秘症狀的人，一旦給予飲用牛奶後反而會有輕瀉的作用。

　　如果你每天都有飲用乳製品的習慣，且會有便秘現象的話，不妨可做食物過敏的相關檢測，若對牛奶有慢性過敏，不妨將食物中的奶類都去除掉，試試看是否能改善便秘狀況。

*奶製品包含甜食、餅乾中隱藏的乳製品。

【注意藥物及營養補充品的副作用】

　　許多臨床使用的藥物多少都會帶來某些副作用，便秘也是其中一種，例如鎮痛劑、止咳藥、制酸藥或降壓藥……。

　　此外，過多的鈣與鐵也可能導致便秘，特別是原來嗯嗯已經不順的人，若又同時服用鈣片、鐵劑的話，便秘症狀就會更加惡化。因此，攝取營養食品必須要注意劑量問題，以台灣而言，成人鈣質上限攝取量建議2500毫克（包含飲食及補充劑）、鐵的上限劑量則為40毫克。

　　至於因便泌而服用的藥物，為避免病人本身因「未服藥沒有安全感」的心理障礙，不必一下子全部戒除不吃；加上原本身體已習慣藥物的刺激，若一下子停藥可能不適應。可以先從生活型態做改變，例如增加纖維及水量後，再搭配漸進式的調整、減少用藥量。

【忍住便意感】

　　很多現代人因為工作忙碌，或是不習慣在外使用公廁，寧願等到「有時間」或回到家時再解便，可是卻往往便意已過、無法順利排便

了。像這樣的情形偶爾一兩次並不會造成問題，但長期下來如果都對生理上的自然訊號加以忽略，錯過排便的時機，那麼大腸蠕動的狀況會改變，便意感逐漸消失，就會形成排便上的困難或加重便秘症狀了。

有些專家主張，盡量養成在早餐或某一餐過後上廁所的習慣。當然，能早點起床用餐、喚醒便意最好，如果早上時間來不及，那麼晚上回到家後讓自己在固定時間如洗澡前後、睡前……等放鬆狀態下培養排便習慣，也未嘗不可。

我通常還是建議：無論何時，只要有感受到便意，千萬不要忍住或拖延解便時間，應立刻去廁所排便，回應生理的需求。

【假期與旅遊也會引起便秘】

相信部分的人都曾有過這種經驗：外出旅遊、假期中或是結束後，就會出現便秘的情況。這是因為你的日常生活與飲食習慣都產生了某些改變，例如暴飲暴食、活動量減少……。

當你出國旅遊時，要小心長達十數個小時的飛行也是助長便秘的因素之一！ 在高空上，人體處於一種脫水的狀態，因此每小時都應攝取100c.c.水分，除了白開水之外，也可適量的喝些果汁，但咖啡、茶、可樂則會加速身體脫水，並不是好選項。

另外，我也會建議門診客戶中經常需要出差的商務人士：在等待轉機時，盡量多起來走動；出差期間別忘了適度地運動，限制酒精飲品的攝取，並且盡可能地多吃水果、蔬菜。

【別忽略情緒造成的影響】

因情緒、壓力造成的便秘，也是常見的現象。像是環境的改變、

遭逢重大變故或是生活壓力過大時，導致心情憂鬱、過於緊張，均會引起腸道功能的異常。如果是罹患憂鬱症的人，也有可能形成經常性的便秘。

因此，在關照客戶身體的同時，我也會提醒他們必須適當的紓解壓力與情緒，藉由運動或一些靈性的活動，例如瑜伽、冥想或任何可以幫助你放鬆心情的方式，對腸道的肌肉運動可能都會有所幫助。

這樣處理便秘，一定錯！

【得靠瀉藥才能順利排便】

我接觸過的病患裡，有一大部分的人認為便秘不過是小毛病罷了，到藥房買成藥的行為也是很理所當然。瀉藥是不是能立即見效？這得取決瀉藥的類型，從服藥後數分鐘到幾天後才排便都有可能。

如果只是一時性地便秘，短期使用瀉藥倒也無妨，但若長期服用瀉藥則會讓大腸對瀉藥產生抗藥性，影響腸道原有的正常功能。

特別是自行到藥房購買成藥的人，更要小心！在沒有醫師指示的情況下，往往誤用或濫用藥物，會造成更多副作用，甚至導致其他更嚴重的消化問題。尤其要注意含有番瀉葉、蓖麻油成分的瀉藥，具有強烈的刺激性，不應被長期使用，過度依賴的話將破壞腸部肌肉與神經，反而讓便秘更嚴重。

【服用軟便劑】

同樣可用來解除便秘的軟便劑，可以讓糞便從大腸吸收更多的水分，使其軟化、易於排出。但就如同其他緩瀉劑一樣，軟便劑只適合用

來作為短期紓緩便秘之用，譬如說要接受手術的患者或是孕婦、產婦，醫生會為他們開立軟便劑以避免排便時過於用力所產生的不良影響。

　　長期依賴藥物可能會形成大腸蠕動功能更加遲鈍，對自主解便沒有益處，甚至還會導致不吃藥就無法排便的困擾。需要使用藥物治療便秘時，一定要遵循醫師處方箋服用，切勿自己購買或擅自加藥。

【水療、灌腸非解決之道】

　　坊間被解讀成具有排毒養顏效果的大腸水療，其實就是灌腸，是一種利用機器、導管將大量蒸餾水或生理食鹽水自肛門往直腸灌入人體，達到軟化糞便以利排出的治療方式。

　　而灌洗腸道應該是在醫院進行的醫療行為，最常見的便是大腸直腸科為了手術或檢查的方便性，會事先灌入溶液將腸道清理乾淨。這種方式的確對刺激大腸蠕動、通便、清潔腸道有幫助，對解決急性便秘來說是方法之一，但這僅能收到「暫時」的效果，並不適合做為長久之計。

　　長期灌腸的有效性與安全性目前仍無法確認，但假如忽略正常本應注意的生活習慣，單單依靠灌腸會破壞人體正常的生理狀況，越容易使便秘加重，尤其是在缺乏專業醫療人員指導的情況下所進行的大腸水療法，仍有極高的風險性。

【聽說喝咖啡可以緩解便秘？】

　　如果是平常比較少喝咖啡的人，偶爾來上一杯濃縮咖啡確實會有輕瀉、刺激排便的作用。一般在餐後飲用，咖啡因亦有促進胃酸分泌、幫助消化的好處。

　　可是我們並不會建議大家利用咖啡來緩解便秘，因為咖啡同時也

含有利尿成分。特別是常態性飲用咖啡的人，對咖啡因的攝取可能已成為習慣，這時必須要攝取更多白開水，才不會形成糞便難以排除的反效果。

遠離便秘の對策

【喝對水，才能解身體的宿便】

現代人長時間坐在辦公室，以為自己沒有流汗、不需要喝太多水，這全是誤解！身體內要維持正常的燃燒代謝、酵素及生化反應等等，都必須要有水作為調節，人體產生的廢物也需要水來幫忙帶走。當代謝產生異常，也較容易產生肥胖問題。

也就是說，我們的身體必須補充水分，而且要達到一定的量，才能讓糞便保持柔軟，達到預防及緩解便秘的效果。不過，卻有不少門診病人都會跟我抗議：「有啊，我每天都喝很多茶呢！」

咖啡、茶、啤酒……等含有咖啡因或酒精的液體飲品，並不等於水分，事實上因為它們都有利尿的功能，反而會帶出體內的水分，使便秘加重。因此，最好的水還是「白開水」。

此外，補充足夠的水分對攝取高纖食物的同時，也擔負了很重要的任務。纖維質在腸道形成糞便的過程中會吸走大量水分，如果只是一味地攝取纖維質，在水分不足的情況下，反而會讓糞便越來越乾、越來越硬，增加解便的困難，肚子也很容易產生脹氣、不舒服。

每人每天應補充的水分，可以每公斤體重為35 c.c.的水量來計算，即60公斤的成年人每天要喝2100c.c.，其中一半以上必須是白開水。無法接受「水沒味道」、想喝其他飲料的人，剩下1/2水量可改成加味水，例如將檸檬切片泡水飲用，或用炒熟、烘焙過的黑豆、玄米直接兌

水喝（黑豆、玄米不吃無妨），或是搭配無糖的花果茶、綠茶、中藥茶。

　　喝的水量是否足夠，也可從觀察自己的尿液來判斷，當所喝的水夠多時，尿液顏色應為淡黃或透明如水；如果明顯呈黃色的話，就表示你還要再增加水分的攝取了。

清晨來杯鹽水，可以排宿便？

　　短時間內飲用加了鹽分的水，利用鹽水的高滲透壓加速腸道蠕動，達到順暢排便的目的，這個方式偶一為之比較沒什麼關係，但不建議經常性使用。現代人每天平均攝取的鹽分已經都過量了，沒有必要再在飲水中加鹽，早上起床空腹慢慢喝下一大杯約500c.c.溫開水，其實就可以發揮效果。

早上改喝檸檬汁（水），便便更順暢？

　　至於改喝現壓的檸檬汁或泡水稀釋飲用，則要視個人體質決定。比方說胃功能不好的人空腹喝檸檬水會刺激胃部；有慢性腎衰竭或需要嚴格限制鉀離子攝取者也不建議喔！

早餐來杯精力湯，精神好！

　　精力湯可用蔬菜、水果、全穀根莖類、黑豆黃豆各式豆類，當早餐也是很好的選擇，而且現在的機器改良甚佳，除了冰飲還可以打熱飲，對於現代忙碌的上班族，是一種很好的高元氣早餐。

【活化腸道、揮別小腹婆的天然好物】

● 每天6～8顆加州梅乾

這個看起來烏漆抹黑的小乾果，又被稱為黑棗乾、黑棗梅（與中藥裡的黑棗不同），被認為是搶救便秘的天然聖品。這是因為它同時含有可溶性與非水溶性纖維，以及天然的潤腸成分——山梨醇，能促進腸道滲透壓並增加腸胃的蠕動，是適合長期食用而且絕對安全的食物。

加州梅乾可作為零嘴食用，如果作為緩解便秘之用，每天6～8顆約50公克的份量，分早晚兩次食用，吃完後馬上喝一大杯水，可以幫助你排便順暢許多。便秘症狀輕微或是想促使排便更順利者，平時可以將它切小塊略為搗碎，夾進吐司裡；或是混合堅果、葡萄乾、全麥穀物、水果作成沙拉，當作一天的開始是非常理想的。亦可把黑棗汁作為一天之中的點心飲品，以100～200c.c.為限。

● 適量好油不可少

雖然我們說油膩的飲食會帶來肥胖，還會破壞腸道、引發便祕，但假如飲食過度清淡，幾乎滴油不沾的話，腸道也很容易因為不夠潤滑、導致便祕。

攝取時應選擇含不飽和性脂肪酸較高的植物性油脂，例如橄欖油、苦茶油、芥花油、芝麻油。比方說，番茄切碎後加點初榨橄欖油，用全麥麵包沾食，比起夾一塊培根肉會好得多；同樣的醬料亦可淋在沙拉、蔬菜料理上。或者以苦茶油來拌飯、拌麵線或燙青菜，也都可以適度補充油脂，為腸道增加潤滑度。

【正確的高纖維飲食】

　　對於沒有腸阻塞症狀的人來說，增加飲食中足夠的膳食纖維是沒有副作用且較溫和的方式。要注意的是，過去纖維質攝取不足者應漸次增加纖維量，讓腸胃有時間適應，不要一下子吃得太多。假設，你一天的蔬菜量應為1.5碗時，一開始的兩三天可先吃半碗，接下來幾天增加成一碗，然後再增為標準份量。這樣一來，就比較不會出現腹鳴、腹脹或

三餐怎麼吃，才能多纖顧腸胃？

	你還在這樣吃嗎？		換成這樣試試看！	
餐次	菜單	纖維量	菜單	纖維量
早餐	白吐司1片 漢堡肉排1片 荷包蛋1個 豆漿330ml	1.6g	大燕麥片6湯匙 全麥吐司1片 苜宿芽、大番茄一片 奇異果1顆	6.3g
午餐	白飯1碗 炸豬排1片 低纖維青菜1碟（滷蘿蔔 香瓜1個	1.9g	糙米飯1碗 鹽烤鮭魚60g 中纖維青菜2碟（海帶一 盤、炒花椰菜一盤） 柳丁（中型）1顆	9.9g
午點	蜂蜜蛋糕1片	0.6g	紅豆湯1碗	4.7g
晚餐	《烏龍麵》 烏龍麵條220g（1團） 蛋1顆 魚板一片 肉片一片 蝦子一隻 小白菜三片 果菜汁1杯	4.1g	燕麥飯1碗 滷雞腿1支 高纖維青菜1碟（地瓜葉 /杏鮑菇） 蘿蔔牛蒡湯 蘋果1個	10.3g
總計	8.2g		31.2g	

腸痙攣⋯⋯等不適症狀了。即使如此，有些剛開始嘗試高纖飲食的人仍會有脹氣現象，只要規律的攝取，幾天以後應可慢慢適應。

為了預防便秘，每人一天纖維質攝取量最好應在25～30公克。要是過高的話不但會導致排氣次數變多，也會影響體內維生素與礦物質的吸收效果。（高纖食物選擇，可參閱Part-3〔高纖食物〕第67頁）

無論是從天然飲食中，或必須從補充品獲得充足的膳食纖維（如奇異子、洋車前子⋯⋯）時，增加水量是很必要的，每天至少要再額外多喝2～4杯水，才能有效幫助通便。

此外，有些成功瘦下來的人，可能因為吃得少或方式不對，也會產生便秘症狀，這時候同樣別忘了增加全穀根莖類及高纖蔬菜，改善不順問題。

【偶爾讓免治馬桶來幫忙】

使用免治馬桶讓溫溫的水柱沖洗肛門口，其實就是很類似灌腸的方式，對刺激肛門括約肌、幫助括約肌放鬆、增進排便有不錯的效果。同樣可在固定時段坐在免治馬桶上利用沖水功能幫助產生便意，再搭配日常生活習慣與飲食的改善，對擊退便秘有不錯的效果。

【適度的鍛鍊】

缺乏體力活動、久坐是促使便秘發生的原因之一，適當的活動或規律的運動，對刺激腸胃蠕動、規則排便有很大的幫助。運動不一定是要到健身房或游泳池才會有效果，每次步行10～15分鐘，可以的話每天多做幾次；站著使用電腦、看電視；利用工作空檔做做體操，擺脫老是坐著或躺著的生活習慣，就可以讓腸子有比較好的活動力。

　　簡單的伸展動作或瑜伽亦有助改善便秘，還能幫你減輕壓力。如果你打算在用餐後好好動一下以消化剛才所吃的食物，請等至少一小時過後再開始行動吧！

　　以下幾款由專業教練設計的伸展動作，對刺激腹部、解除便祕有益。

解除便秘，每天動一動

【基礎伸展一】

1. 雙腿打開與肩同寬，吸氣，雙臂向上延伸，雙手扣緊，食指豎起，向上伸展。雙臂夾緊頭部。

2. 緩吐氣，身體往手臂的方向側彎，維持3～5秒，左側、右側分別重覆動作3～5次。

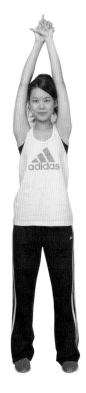
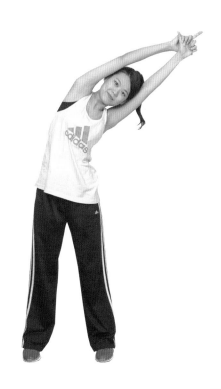

【伸展二】

1. 吸氣，準備動作。

2. 緩吐氣，上身連同兩臂順勢往後仰，維持3～5秒，動作反覆做3～5次。

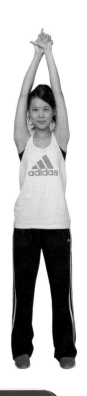
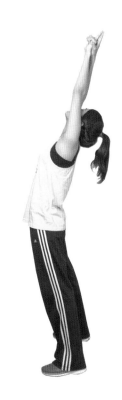

教練小叮嚀

以上基礎伸展一～三式，對身體有以下好處：

- 可增強肝臟和脾臟功能，有助於解決消化不良、便秘
- 增加坐骨神經、脊椎、腿筋及韌帶的彈性
- 調節身體的平衡感，雕塑線條

【伸展三】

1. 吸氣，準備動作。

2. 緩吐氣，上身向下彎，盡量和下肢靠近，可以的話以雙手碰觸腳趾，維持3～5秒，動作反覆做3～5次。

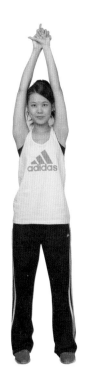

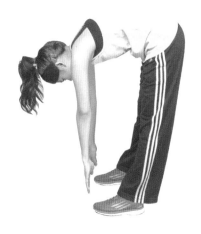

操作時須注意：

· 以腹部、臀部及大腿部位用力，盡量維持下肢平穩，不要有搖晃現象。

· 頸部與肩部應呈現放鬆狀態。

【扭動上半身式】

1. 雙手打開置於胸前，兩腳張開與肩同寬，吸氣。

2. 緩吐氣，上半身慢慢先向左側扭動，回到中間再往右邊扭動，維持3～5秒，動作反覆3～5次。

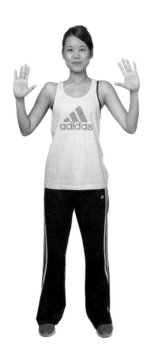
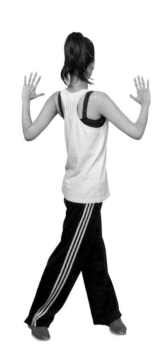

教練小叮嚀

此式對身體有以下好處：
· 能消除腸內廢氣，促進消化
· 有助於治療腰痛、腰間盤突出

操作時須注意：

必須是在挺胸、伸直脊椎的狀態下完成動作。

【三角式】

1. 雙腳分開至肩膀兩倍寬，雙臂水平分別往兩側伸直，吸氣。

2. 緩吐氣，上身往左側彎曲，左手抓住左腳踝，右手朝天花板盡量伸直，維持3～5秒，回到動作1，往右側再做一次（右手抓住右腳踝，左手朝天花板盡量伸直），如此重覆3～5次。

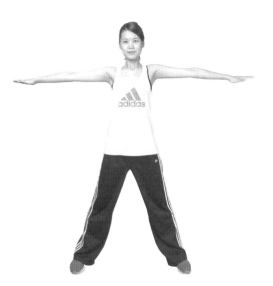

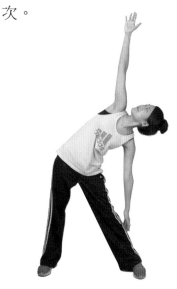

教練小叮嚀

此式對身體有以下好處：
・雕塑身體側邊線條
・有助預防背部和頸部的疲勞
・強化髖關節，增進大腸、膀胱、小腸、腎臟……等排泄系統的功能

操作時須注意：
身體不可前傾，無法碰觸到腳踝者，適度扶住膝蓋亦可。

【仰臥屈膝扭腰式】

1. 吸氣，仰臥、雙手枕於頭部後側，手指於後頸部交叉，雙腳合併以立膝彎曲。

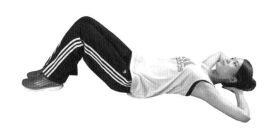

2. 緩吸氣，將背部用力挺出，扭腰並將雙腳向左倒放於地面上，頭轉向右側，維持3～5秒，呼氣回復至動作1。接著換另一邊做相同動作，反覆3～5次。

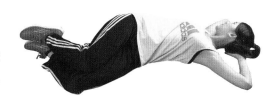

教練小叮嚀

此式對身體有以下好處：
- 消除腸內廢氣，防止便秘
- 矯正變型的脊椎
- 雕塑背部與腰部線條

操作時須注意：

若將重量集中在肩膀上，會加重肩膀部位的負擔，應盡量舒展腰腹部為主。

【貓式】

1. 雙膝呈跪姿，打開與肩同寬，
   雙手手掌平放地面上。吸氣，
   腰部往下方壓、尾椎向上提、
   視線朝上。

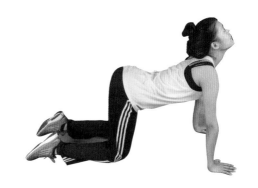

2. 緩吐氣，背部與腹部往內收起
   併拱起背部，頭部下壓，但頸
   部需放鬆不能收縮，維持3～5
   秒，動作反覆3～5次。

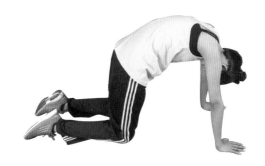

教練小叮嚀

此式對身體有以下好處：
- 增進消化系統功能
- 按摩內臟，消除便秘
- 增進脊椎的彈性，預防五十肩

操作時須注意：
體重不要集中在肩膀和膝蓋處，
利用腹肌力量支撐，以保護關
節。

【抱膝壓腹式】

1. 平躺地面，雙腳併攏，吸氣。

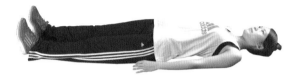

2. 緩吐氣，雙腳朝上半身靠近並
   彎曲，雙手扣放在膝蓋下約5
   公分處抱住，維持3～5秒，動
   作反覆3～5次。

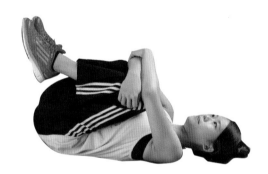

教練小叮嚀

此式對身體有以下好處：
- 消除腸胃中的廢氣
- 預防及治療腰部疾病
- 提高髖關節與臀部的柔韌性

操作時須注意：
平躺時腰部不可離地，尾椎要平
貼於地面。

【挺胸式】

1. 趴在地面上，雙臂置於胸部兩
　 側，吸氣。

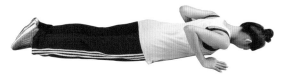

2. 緩吐氣，上身稍微抬起，頭部
　 跟著抬起，維持3～5秒，動作
　 反覆3～5次。

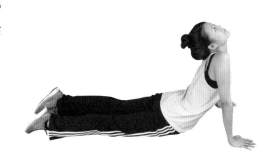

教練小叮嚀

此式對身體有以下好處：
- 增進消化系統功能
- 矯正脊椎與腿部線條
- 緩解腹部疾病及腰痛、髖關節
　 痛

操作時須注意：
若體重集中在肩膀上，會加重肩
膀、頸關節的負擔，應以盡量舒
展腰部與腹部為主。

專業教練教你這樣正確呼吸，運動才有效！

腹式呼吸》》

　　所謂的腹式呼吸並不是用腹部呼吸，我們都知道呼吸靠的是肺部，因此腹式呼吸簡單來說，是把空氣口袋——肺部想像成氣球即可，進行「吸氣膨脹，呼吸收縮」的呼吸動作，也就是吸氣時將腹部鼓起來，呼氣時將腹部縮回。

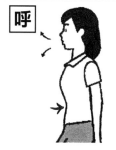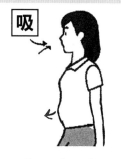

·嘴巴呈噘嘴狀，緩慢不間斷的吐出，小腹會內縮　·鼻子吸氣，橫膈膜下降，腹部會凸出

腹式呼吸的效果，有以下好處：

1.幫助腸胃蠕動，消除消化障礙與便秘。

2.熱量消耗量較大，有助於減肥。

3.消除疲勞和壓力。

4.提高肺部功能。

5.降低血壓，有助於治療高血壓。

6.促進全身的氣血循環。

7.穩定腦波和血壓，使心情平靜。

發生便秘時，最重要的就是要避免自己下判斷、隨性地使用瀉藥，應先重新審視目前的生活，想一想你最近的飲食內容、喝水狀況、運動或睡眠……等生活習慣，加以調整改善，有任何疑問務必向專業醫療人員諮詢。

3R黃金3階段
健康腸道重生計畫

腸道除了是我們的第二大腦外，人體中更有70%的免疫系統都存在這裡，是非常重要的免疫系統。當你的飲食總是充斥許多NG食物、讓腸道壞菌戰勝好菌時，不但排便出現問題，就連皮膚也變得粗糙，肥胖、疾病也會跟著來了！

要解除身體黏膩不清爽的感覺，清除老舊廢物、趕走壞菌，該怎麼做呢？快來試試「3R黃金三階段」的整腸計畫吧！透過
①Remove-排除NG食物 →
②Reinoculate-培養腸道益菌 →
③Repair-修復腸黏膜，
還給腸道一個輕盈的環境。

Step 1　Remove：對腸道不好的食物，先排除！

首先，過度加工的食品，如罐頭、泡麵、速食、包裝零食，以及那些看不到食物原貌的產品，通常都含有防腐劑、人工色素、香精……等非天然的添加劑，會消滅腸道好菌，養出不健康的腸道菌叢，在食用頻率及份量上都應當減少，例如一個月只吃一次，或者在很想吃的時候淺嚐一兩口即可。

【高脂肪、高蛋白，謀殺你的腸道好菌】

製造糞便是大腸的主要功能之一，當你的飲食型態多以高蛋白、高油脂（大魚大肉）為主，小腸便會來不及消化，意味著大腸的工作量加重，延長了腸道的排空時間，如此一來，腸內有害菌的繁殖機會將大大增加，抑制體內的益生菌生長。尤其是腸胃功能欠佳者，在外食時一定要避開油炸、炭烤後的肉類，這些不當的烹調方式會使其蛋白質變性，加速身體發炎、致病。

1. 肉眼可見的脂肪

　　①肉類：雞皮、鴨皮、豬皮、魚皮、肥肉、培根。

　　②油脂類：沙拉油、豬油、麻油、奶油、酥油……。

★對策：

01. 可見到的脂肪都不宜吃，肉類先去皮、除掉脂肪後再食用。

02. 多選擇脂肪含量較少的肉類食用，例如海鮮與雞肉便優於豬、牛肉；里肌肉勝於五花肉；牛腿肉、牛腱比起牛腩、牛小排的脂肪與

熱量來得少。

03. 在家烹調時油量要控制；食物表面可見的油脂先撇掉再吃。

04. 會吸收油脂的炒飯、炒麵、蔥油餅……等食物，要少吃。

2. 隱藏性脂肪

①**全穀根莖類**：甜甜圈、蛋糕、酥皮類點心、沙其瑪、燒餅、綠豆糕、鳳梨酥、油條。

②**魚肉蛋類**：香腸、火腿、熱狗、蛋黃、肉鬆、魚卵、烏魚子、蟹黃。

③**豆類**：麵筋、油豆腐、豆腐泡、油豆皮、蘭花干。

④**奶類**：全脂牛奶、乳酪、冰淇淋、鮮奶油。

⑤**油脂類**：蛋黃醬、沙拉醬，奶精，花生醬、芝麻醬，腰果、瓜子、開心果……等堅果種子類。

⑥**其他**：油條、炸雞塊、薯條，糖醋排骨、咕咾肉……等先過油再烹調的料理（外食的茄子也大多會先過油再炒）。

★對策：

01. 吃起來特別香酥的食物，一般會使用不少油脂，或先經油炸、油煎方式烹調，需慎選！

02. 油能避則避，多用清蒸、水煮、涼拌、烤或滷的方式來料理食物。

03. 必須先過油加速烹調時間的食物，改以汆燙法處理。

小心！食物中的脂肪

看得到的脂肪

肉類：肥肉、培根、雞鴨皮、豬皮、魚皮等

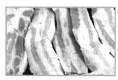

脂肪類：奶油、牛油、豬油、沙拉油、麻油、乳瑪
　　　　琳、酥油等

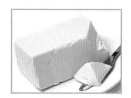

看不到的脂肪

全穀根莖類：用米麥做成的點心，如麵包、蛋糕、沙其瑪、蘿蔔糕等

豆類：麵筋、豆包、百頁豆腐、三角油豆腐等

油脂類：美乃滋、奶精、花生醬、堅果瓜子、酪梨、椰子肉等等

奶類：全脂牛奶、冰淇淋、起司、鮮奶油等

魚肉蛋類：香腸火腿、家禽家畜肉、蛋黃、肉鬆、魚卵等

其他：油炸食品、油條、炸雞、薯條等

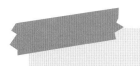

愛吃餅乾的你，小心吃進一堆油！

以為不吃飯，吃餅乾比較不容易變胖嗎？或是你習慣在下午以半包、一包餅乾當作點心？注意！你的腸道可能吸進了大量的油，卻沒有吃下任何營養。學會看標示算比例，可以避免你一時失控，吃下滿是油脂的餅乾，對腸道形成大破壞！

以新貴派巧克力餅乾為例：只要兩片就可以供應170大卡熱量，含有脂肪10g，換算後其脂肪含量可是高達52.9％呢！

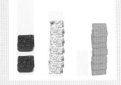

同重量的巧克餅乾與蘇打餅乾、營養口糧相比，巧克餅乾的脂肪含量最高，營養口糧最低。

假如換成蔬菜蘇打餅乾呢？同樣的重量卻提供了174.6大卡熱量，含有脂肪9.7g，換算後其脂肪含量也不低，佔了50％。

營養口糧在同樣重量下則提供136.3大卡熱量，含有的脂肪為2.9g，換算後其脂肪含量僅佔了19％。

【含糖飲料，OUT！】

另一種會加速腸道老化的壞飲食，就是含糖飲料！無論是手搖杯、罐裝飲料所使用的精製糖類，都會促使腸道裡的壞菌滋生，且熱量都很驚人，萬萬不可藉由這些含糖飲料作為攝取水份的主要來源，否則就算正餐少吃，一樣還是會胖回來，而腸道功能也越變越差了。

如果自己在家自製含糖飲品或甜湯，無論用砂糖、黑糖、蜂蜜、果糖哪一種糖類，就熱量角度而言都是一樣的，每一大匙約提供60～65大

卡。但就腸道保健效果來說，蜂蜜有改善腹瀉與便祕的雙向效果，建議可適量使用。

至於代糖，曾有研究指出，實驗老鼠在食用代糖後反而會吃下更多的糖；而且重點是：要是你下午茶、點心吃多了，把飲料裡的糖改為代糖對減重也不會有多大改變。

再舉例來說，市售的綠奶茶包裝飲料不只含有糖分，400ml裡還含有飽和脂肪6.8公克，跟吃了肥肉的意思是一樣的。而且不只含糖飲料要注意，大部分甜品也隱含了致胖與致病危機，例如煉乳，當你吃了一湯匙的份量，知道嗎？也等於喝下一湯匙的油。

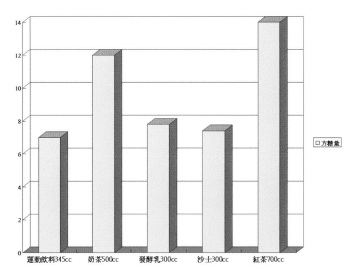

相當於一份主食（1/4碗白飯）的糖類，同樣提供70卡：

＝冰糖15g

＝方糖3顆

＝果糖20g

＝蜂蜜20g

【咖啡因、酒精，增加腸道敏感度】

　　含有咖啡因的各式飲料會刺激胃酸分泌、增進腸胃蠕動，進而達到通便作用，但對於腸胃功能不佳者，如患有胃潰瘍、胃食道逆流或有腹瀉、脹氣困擾的人，要盡量少喝。過多的咖啡因同時也會。因此，建議每人單日的咖啡因攝取，含量應控制在300mg（毫克）以下。

　　除了咖啡以外，茶飲裡也含有為數不少的咖啡因，2杯茶的含量約等於1杯咖啡，且通常手搖杯飲料還有過濃的問題。所謂的能量飲料、提神飲料也是，別忘了也把它們算進去喔！

　　一般說來，三合一即溶咖啡150 c.c.的咖啡因含量約在150毫克以下；240 c.c.的罐裝咖啡，咖啡因含量約為120～360毫克。不過，每家廠牌配方不一，建議你在選擇含咖啡因飲品時，再仔細確認說明標示中的含量，否則每種都喝上一杯，一不小心就過量了！

品名	咖啡因	熱量
咖啡類		
熱美式（小）	100mg以下	10
熱美式（中）	100~200mg	11
熱美式（大）	100~200mg	14
冰美式（中）	100~200mg	14
冰美式（大）	200mg~300mg	14
熱拿鐵（小）	100mg以下	110
熱拿鐵（中）	100mg~200mg	166
熱拿鐵（大）	100~200mg	211
冰拿鐵（中）	100mg~200mg	119
冰拿鐵（大）	100mg~200mg	178

熱重烘焙拿鐵（中）	100mg~200mg	158
卡布奇諾	100mg~200mg	140
特調冰咖啡（中）	100mg~200mg	184
特調冰咖啡（大）	200mg~300mg	254
調味咖啡類		
熱法式焦糖布蕾拿鐵（中）	100mg~200mg	198
熱黃金榛果拿鐵（中）	100mg~200mg	187
冰焦糖拿鐵（中）	100mg~200mg	137
茶類		
熱英式奶茶（中）	100~200mg	209
冰英式奶茶（中）	100mg~200mg	176
熱巧克力牛奶（中）	100mg以下	248
冰巧克力牛奶（中）	100mg以下	299
冰巧克力牛奶（大）	100mg以下	372
熱抹茶奶綠（中）	100mg以下	166
熱抹茶奶綠（大）	100~200mg	254
冰抹茶奶綠（中）	100mg以下	243
冰抹茶奶綠（大）	100mg以下	328

★資料來源：http://www.citycafe.com.tw/coffee/ingredient.aspx（City Cafe官網）

那堤	小杯	中杯	大杯	特大杯
咖啡因含量均值（毫克）	75	75	150	150
熱量（大卡）	113.2	176.2	223.1	288.5
香草那堤				
咖啡因含量均值（毫克）	75	75	150	150
熱量（大卡）	143.7	221.2	284.2	364.1
榛果那堤				
咖啡因含量均值（毫克）	75	75	150	150
熱量（大卡）	143.7	221.2	284.2	364.1

焦糖瑪奇朵				
咖啡因含量均值（毫克）	100	115	130	145
熱量（大卡）	137.1	201.3	269.3	336.5
摩卡				
咖啡因含量均值（毫克）	95	110	125	140
熱量（大卡）	198.4	290.0	363.7	448.1
卡布奇諾				
咖啡因含量均值（毫克）	75	75	150	150
熱量（大卡）	92.1	108.3	136.2	183.6
美式咖啡				
咖啡因含量均值（毫克）	75	150	225	300
熱量（大卡）	5.7	11.4	17.1	22.8
濃粹那堤				
咖啡因含量均值（毫克）	105	160		
熱量（大卡）	105	161		
濃縮咖啡	30 ml	60 ml		
咖啡因含量均值（毫克）	75	150		
熱量（大卡）	5.7	11.4		

咖啡容量換算：小杯--236 ml（8 fl oz）；中杯--354 ml（12 fl oz）；大杯--473 ml（16 fl oz）；特大杯--591 ml（20 fl oz）

★資料來源：http://www.starbucks.com.tw/products/beverages/products_beverages_1.jspx（星巴克官網）

　　此外，過量的酒精對腸道也有不良影響，建議每人每天的飲酒量，女生應以1酒精當量、男生2酒精當量為限。1個酒精當量相當於15公克的酒精，能提供90大卡的熱量，可不要太豪邁、飲酒過量，熱量也跟著飆升囉！

　　1酒精當量＝啤酒375 c.c.＝紅酒90c.c.＝水果酒150 c.c.＝白蘭地、威士忌40 c.c.＝高粱酒 30 c.c.

【會讓你過敏的食物，一併剔除】

急性過敏食物是指吃下立刻會產生反應者，例如有人在吃了蝦、蟹等海鮮類或花生、含麥麩飲食後，皮膚會馬上出現小紅疹或搔癢現象。而慢性過敏則是在至少一天之後才會出現症狀，有時則並不明顯。在個人荷包許可下，進行慢性過敏原的檢測可以讓你避開過敏原，或許身體某些發炎、過敏的症狀可以好轉。至少我在臨床上就發現，有些客戶以往特別愛吃、常吃的食物，正是導致過敏的因素，在做完檢測後，暫時停止常吃的食物，讓日常飲食多樣化，飲食變得更均衡，某些不適症狀也跟著改善。

另外一種慢性過敏食物，可能是你天生體質不適合吃的、但以往自己並不知道，透過慢性過敏原檢測，也是有助快速釐清的方式。或者，你可以藉由飲食記錄與個人整體的健康狀況來觀察，例如有頭痛、偏頭痛症狀，或鼻塞、鼻炎、蕁麻疹、皮膚小紅疹等過敏問題，反映在精神狀態上可能有慢性疲勞、無法集中注意力的現象，這些可能都是來自於你的飲食。因此，當你準備重整腸道環境、培養好菌，第一步必須將「已知的急、慢性過敏原」與「自我觀察發現吃下後會導致不舒服的食物」加以排除。可3～6個月完全不吃，後續再慢慢少量食用並降低食用頻率，讓身體的免疫系統能經過休息而適應。

尤其體重過重會導致發炎，慢性發炎又會加重肥胖而導致免疫力下降，或是不良生活型態（不正確的飲食內容與少動高壓的工作），讓我們的免疫力降低時，平常常吃的食物也變成一種刺激。免疫異常的狀態，慢性過敏原是找出身體異常的食物。因此有時不一定是身體免疫力異常造成的。

Step 2　Reinoculate：幫腸道種好菌，你需要這些食物！

當我們減少攝取容易對身體造成不良影響的食物之後，第二步就要餵養腸道好菌們喜歡吃的食物，讓體內的原生益菌可以自己繁殖增加，創造一個菌叢平衡的好腸道。

【益生菌】

又稱為「原生保健性菌種」，以口服補充劑來說，由於來源都是自正常人體消化道中所取出的菌種，且多已經過完整的動物安全性試驗，因此在攝取上都是安全、無副作用的，一般人來吃都不會有什麼問題。

市面上的益生菌口服產品種類很多，一般而言對於腹瀉、胃潰瘍、腸躁症、脹氣……等症狀都會有某種程度上的幫助；有痔瘡困擾、憩室炎的人服用後也能有助於排便；經常外食或常吃油炸食物、蔬菜攝取不足者利用它來補充好菌，亦有正面作用。

然而，我們日常容易取得的幾種食物裡，也含有不少的益生菌，記得把它們加進你的菜單中：

·優酪乳、優格

優酪乳、乳酸飲料裡所含的乳酸菌（如比菲德氏菌、嗜乳酸桿菌、雷特氏B菌……），就是腸道菌種之一。其中，又以自己DIY的優格會是攝取益生菌最理想的方式，一方面可以自己控制糖份的添加量，且市面上販售的菌株也有多樣化的選擇以符合個人需求。要注意的是，不同的菌種及用量會影響質地凝固的效果，可多加比較嘗試。

特別是有乳醣不耐症的人，以發酵後的優酪乳代替牛奶、乳品類的攝取，能避免以往不適症狀的發生。製作優格時還可以加入果寡糖取代一般糖來增加甜味、改善口感，果寡糖同時也是益菌生的食物之一，兩者搭配食用對幫助好菌繁殖更有加乘的效果。

市售飲品若以標示1c.c.含1億活菌量的產品而言，一天喝200c.c.也就很足夠了，不過，兼顧窈窕的人應選擇無糖、低脂種類。

· 泡菜

加了高度鹽份、在酸性環境中經過發酵的泡菜，能產生許多乳酸菌，而且還有助於補充膳食纖維。不過，像是台式泡菜這類以醋醃漬入味的食物，並不屬於天然的發酵方式，韓國泡菜或是東北口味的酸白菜才是真正的發酵食品。不過，這一類食物也有含鹽量偏高的問題，若是有血壓問題的人不宜大量食用。

· 味噌、納豆

味噌是以黃豆、米麴及鹽為原料經過發酵後製成，其他如台式的豆醬、豆腐乳、豆豉、納豆都屬於同性質的黃豆類發酵食品。食用時同樣注意：這些發酵物大部分都帶有濃郁的鹹味，也就是鈉鹽含量都有偏高的問題，少量、均衡的攝取才是健康之道。

益生菌種類怎麼選？

由於益生菌種類眾多，但每個人的體質又有所不同，要能對個人發揮作用通常也只有某幾種益生菌株，所以往往聽到有人說：「吃了益生菌也沒用！」其實是你還沒找出適合自己的菌種。不管哪一種菌株，都

有調節腸道及改善免疫力的效果。只是，某些益生菌在有些人身上就很適合，但對於另外一群人可能是吃了也毫無效果的。

就最有效率的方法來看，目前已有透過抽血方式、經由專家及實驗室來分析出哪種益生菌最適合自己的生理狀態，還可量身訂製益生菌產品。不過，這種驗血與個人化的益生菌所費不貲，大家可考量自己的荷包再做決定。

在一般情形下，只要你對自己服用的益生菌及身體狀況、改變稍加紀錄，其實也可以找出適合自己的菌種。雖然這得花費一些時間，但自己的感覺是非常準確的，比方說當你吃了某種菌株後、覺得排便或過敏的現象有改善了，那就代表它跟你比較「合得來」。

假如你是想改善排便及腸胃功能的話，通常在服用益生菌約莫一個禮拜後就可以得知它在你身上是否有發揮作用；如果是過敏者，至少持續服用三個月～六個月才可能知道它適不適合自己。

經過服用與紀錄一個禮拜後，當你發現想要調整的腹瀉、便秘現象都沒有反應，建議你耐心點、再多吃一個禮拜。兩週測試過後還是不見效果，表示這支菌株可能並不適合你的腸道，你就可以考慮更換另一種菌種試試看了！（注意，不一定要換廠牌，同一家廠牌通常會推出不同菌株的產品）

至於要吃死菌還是活菌產品，我的想法是你可以自己評估看看。只要是經過檢驗的益生菌，基本上都具有耐酸、耐鹼的特性，可以順利到達消化道，對人體無害、均可服用，只要找出適合自己的種類即可。

【益菌生】

　　益生菌，指的是有利於腸道的「好菌」；至於益菌生，就不是細菌了，它是有助於腸道好菌生長的食物與營養，又稱「益生質」。常見的益菌生成分有寡糖、異麥芽寡醣及膳食纖維……等；含量豐富的食物則有洋蔥、蘆筍、蘋果、香蕉、地瓜、牛蒡、黃豆、牛奶、蜂蜜。

　　也就是說要補充益菌生，可以選擇：

1. 含有寡糖的飲料或乳品，但要小心這些食物裡同時也有醣類、蛋白質、脂肪伴隨而來的熱量，需適度攝取。

2. 市售的寡醣產品，依產品說明適量加入平日飲用的果汁、牛奶或甜湯裡，選擇純度較高者為佳。

3. 多攝取各種天然的植物性食物，例如新鮮蔬菜、全穀根莖類、豆類、海藻菇蕈類及當季水果。不但可吃進益菌生，還能增加纖維質的攝取，一舉兩得！

　　如果能同時攝取「益生菌」與「益菌生」，則腸道裡的好菌可以得

補充益菌生的天然食物看這裡！

種類	代表食物
全穀根莖類	糙米、薏仁、燕麥、蕎麥、綠豆、紅豆；地瓜、馬鈴薯、芋頭、南瓜
豆　類	黃豆、毛豆
蔬菜類	洋蔥、牛蒡、蘆筍、花椰菜、甜菜；香菇、洋菇、黑木耳、白木耳；海帶、海苔、裙帶菜
水果類	香蕉、蘋果、木瓜

到雙倍的壯大效果。例如在自製的優格中加入水果、在蔬菜拼盤淋上優格醬，或是將益生菌產品搭配新鮮蔬果一起食用。

【高纖食物】

大家都知道攝取纖維對人體的重要性，但是你確定你吃對纖維了嗎？要培養腸道好菌，你需要真正的膳食纖維！

膳食纖維是指植物或碳水化合物中可食用部分、但不被人體消化吸收的營養，通常它在大腸就會被腸道中的好菌用來進行發酵。因此，除了能促進腸道蠕動，讓糞便變軟、易於排出之外；它還能加速好菌繁殖、抑制壞菌生長。

然而，若是想均衡地攝取到完整的膳食纖維，達到調整腸胃的作用，還必須同時兼顧水溶性與非水溶性纖維兩種。

顧名思義，非水溶性纖維即為不溶於水的膳食纖維，其特色是能吸附大量的水分，以增加飽足感及糞便體積，讓糞便快速通過腸道，在全穀類及蔬菜中最為常見。

而水溶性纖維包含了果膠、植物膠、寡糖及黏質物……等，它可溶於水，因此具有軟化糞便的特性。且大部分的水溶性纖維都可被大腸中的細菌發酵，例如昆布、海帶……等海藻類食物，秋葵、蘆薈、燕麥，或是含有果膠的蘋果、牛蒡、木瓜、南瓜等等食物。要注意的是，在水份攝取足夠的時，水溶性纖維能增加糞便的柔軟度；但是喝水量不夠的話，反而會使糞便變硬。

一般來說，每個成年人理想的膳食纖維攝取量，約為20～30公克左右，男性須相對較高、約25～30公克，女生則20～25公克即可。

6大類高纖食物排行榜

（一）全穀根莖類與黃豆製品：主食應以粗糧為主，也就是包括麩皮、胚芽、胚乳的完整穀粒的全穀類，以及豆類、根莖類食物。舉例來說，早餐以全麥吐司代替白吐司，就能增加約一公克的纖維量；煮白飯時，加入薏仁、紅豆、燕麥……等五穀雜糧一起煮，也是增加纖維的好方法。

每100公克＜五穀根莖類＞膳食纖維的含量

食物名稱	膳食纖維（公克）	食物名稱	膳食纖維（公克）
No.1 燕麥	12	菱角（14個）	3.0
No.2 蓮子	8.3	蓮藕	2.7
No.3 小薏仁	5.5	白吐司（兩片）	2.2
栗子（12個）	5.0	冬粉	1.5
燕麥片	4.7	蘿蔔糕（兩片）	1.1
全麥土司（兩片）	3.2	烏龍麵	0.8

☆ 紅棗蓮子甜湯或是糖炒栗子，做為點心食用，既高纖又健康。

☆ 排骨湯裡加入幾片蓮藕、玉米或幾顆菱角燉煮，是很有飽足感的高纖湯品。

☆ 三餐裡有一至兩餐要有澱粉類，完全捨棄澱粉的飲食會導致能量不足，產生、頭暈、下一餐吃更多的現象，甚至造成身體出現酮酸中毒症狀。人體每天至少需要50公克的碳水化合物。（詳細的食物代換請參閱本書Part4）

☆ 以糙米飯來說，其纖維含量比起綜合的十穀米飯要來得較好，因為

糙米的外殼就是纖維質的來源。而市售的五穀米、十穀米，雖然仍都同屬高纖食物，但有人攝取五穀米、十穀米後容易脹氣，或者可能對其中某些成份有不容易消化的現象（例如加了糯米或過於高纖）。因此，建議你可先把主食以糙米替換吃吃看做起。

☆ 根莖類食物都是富含纖維的飲食來源，可多運用在日常料理中，例如做成南瓜蒸飯、南瓜炒米粉、地瓜稀飯、山藥排骨湯、芋頭西米露。

☆ 在選購全麥製品時要特別注意：並非顏色接近棕褐色的就是全麥製品，有些店家是加了紅糖或焦糖色素製成，有些則是在成份裡添加麩皮，讓人吃起來有顆粒感、較粗糙。較理想的判別方法是注意成分標示，看看有無「全麥麵粉」的標示及比例，也可直接詢問店家。

　＊衛生福利部的食品法規中已訂定：固體產品所含全穀成分佔配方總重量百分比51%以上，始可以全穀產品宣稱，若產品中單一穀類佔配方總重量百分比51%以上，可以該穀類名稱進行產品命名（如：全麥○○、全蕎麥○○等）。

每100公克＜豆類及其豆製品＞膳食纖維的含量

食物名稱	膳食纖維（公克）	食物名稱	膳食纖維（公克）
No.1 黑豆	18.2	毛豆	4.9
No.2 黃豆	13.3	豌豆	2.7
No.3 紅豆	12.3	敏豆	2.5
綠豆	11.5	小方豆干	3.2
熟花豆	8.05	豆漿	3
皇帝豆	5.1	傳統豆腐	0.6

☆ 紅豆湯、綠豆湯、水煮毛豆都是很好的高纖點心。將毛豆（帶莢）一碗，放入水中煮熟，直接吃或加少許鹽調味，很適合作為兩餐中的營養補給。

☆ 飲食中盡量以植物性蛋白質（豆類）來代替肉類，可以減少膽固醇的攝取量，還能提供比肉類更多的纖維，例如黃豆、毛豆、豆干、豆漿、豆腐……等。不妨將每週兩次的肉類料理改以豆類烹調，就能增加不少纖維量。

☆ 除了高纖的特色外，豆類中的黃豆向來又被稱為「植物肉」，這是因為它也含有豐富蛋白質的緣故，加上脂肪含量低，很適合減重者多多利用，例如用來煮湯、燉菜、加進沙拉中，或是和米、麵同煮。

☆ 豆類食物中，又以未經加工的乾豆類及莢豆類的纖維量較多。例如，加工過的豆干，纖維質不到黃豆的1/4；而豆腐的纖維質與豆干相比較，則又更少了。

糙米飯	145g	
熱量	239卡	
水溶性食物纖維	0.3g	
不溶性食物纖維	1.7g	
食物纖維	2.0g	
胚芽白米飯	145g	
熱量	242卡	
水溶性食物纖維	0.3g	
不溶性食物纖維	0.9g	
食物纖維	1.2g	
白米飯	145g	
熱量	244卡	
水溶性食物纖維	0g	
不溶性食物纖維	0.4g	
食物纖維	0.4g	

圖一：五穀類膳食纖維的含量

☆ 同樣重量的一碗飯，糙米含的熱量較少纖維較高，飽足感強，很適
合減重與養生食用。

蕃薯	250g	
熱量	297卡	
水溶性食物纖維	1.1g	
不溶性食物纖維	4.1g	
食物纖維	5.2g	

南瓜	150g	
熱量	137卡	
水溶性食物纖維	1.4g	
不溶性食物纖維	3.9g	
食物纖維	5.3g	

甜玉米	150g	
熱量	97卡	
水溶性食物纖維	0.3g	
不溶性食物纖維	2.8g	
食物纖維	3.2g	

芋頭	70g	
熱量	35卡	
水溶性食物纖維	0.5g	
不溶性食物纖維	0.9g	
食物纖維	1.4g	

圖二：根莖類膳食纖維的含量

（二）蔬菜類：所有蔬菜都含有一些纖維，因此每天三餐裡一定都要有蔬菜料理。然而，每種蔬菜的膳食纖維含量也不一樣，一般說來，必須咀嚼較久的葉菜類纖維含量多，而菜梗的纖維又多於菜葉，例如番薯葉、空心菜、青江菜、菠菜、芥藍菜、高麗菜；如小黃瓜、苦瓜、絲瓜、豆芽菜……等瓜類與芽菜類，水分含量多，但纖維量比起葉菜類則較少。如果是煮熟後的蔬菜，每天應至少攝取1.5碗，並應選擇高纖的蔬果為主，換算成生菜則大約為3碗。

每100公克＜蔬菜＞膳食纖維的含量

食物名稱	膳食纖維（公克）	食物名稱	膳食纖維（公克）
No.1 牛蒡	6.7	莧菜	2.2
No.1 番薯葉	3.1	空心菜	2.1
No.1 黃豆芽	3.0	青江菜	2.1
青花菜	2.7	首蓿芽	2.0
茄子	2.3	高麗菜	1.2

註：每100公克煮熟可食的青菜量，因含水量不同，大約份量約半碗～1碗的飯碗量。

☆ 要多吃蔬菜其實不難，以早餐為例，三明治裡多夾上幾片生菜或小黃瓜，或是加上一顆大番茄也是一種方法。

☆ 要提高纖維的攝取量，除了生菜沙拉之外，亦可將蔬菜切丁加入滑溜蛋汁煎成蛋捲；或做成菠菜炒蛋；亦可將空心菜梗切末、加肉末快炒；或加入麵食、湯品、燉飯中同煮。

☆ 通常講到高纖蔬菜，大家往往都會想到一些帶絲、很粗硬、不好嚼的芹菜、竹筍……。但蔬菜並不是越粗糙才代表膳食纖維越多，一

些吃起來帶有黏稠感的海帶、菇類，也含有很豐富的水溶性纖維呢！

☆ 膳食纖維並不會因為物理性的處理方式而流失，因此，無論是切得
較細碎或是經久加熱，都不會受到破壞。

提供2公克膳食纖維的青菜攝取量

食物名稱	份量/重量（公克）	食物名稱	重量（公克）
菜豆	2條/70公克	綠蘆筍（嫩）	8條/110公克
敏豆	10條/90公克	玉米筍	9條/85公克
洋菇	8個/110公克	甜碗豆	34個/230公克

乾香菇	15g（5朵）
熱量	22卡
水溶性食物纖維	0.4g
不溶性食物纖維	4.6g
食物纖維	4.9g

金針菇	100g
熱量	19卡
水溶性食物纖維	0.3g
不溶性食物纖維	3.0g
食物纖維	3.3g

杏鮑菇	70g
熱量	15卡
水溶性食物纖維	0.2g
不溶性食物纖維	2.6g
食物纖維	2.8g

圖三：菇類膳食纖維的含量

☆ 菇類是水溶性纖維含量很高的蔬菜，能幫助人體膽固醇的代謝，但有痛風病史的人，不宜大量攝取。

☆ 用香菇燉煮雞湯（油脂撈除）、杏鮑菇汆燙後沾芥末醬油、或多利用金針菇、舞菇、柳松菇、秀珍菇、香菇等菇類入湯，都能輕鬆攝取高纖。

竹筍・燙食	100g
熱量	30卡
水溶性食物纖維	0.4g
不溶性食物纖維	2.9g
食物纖維	3.3g

山葵	50g
熱量	13卡
水溶性食物纖維	0.6g
不溶性食物纖維	1.5g
食物纖維	2.2g

青花菜	75g
熱量	20卡
水溶性食物纖維	0.4g
不溶性食物纖維	2.2g
食物纖維	2.6g

芹菜	170g
熱量	17卡
水溶性食物纖維	0.3g
不溶性食物纖維	1.3g
食物纖維	1.7g

圖四：蔬菜類膳食纖維的含量

☆ 竹筍、秋葵、綠花椰與西洋芹，食用份量不用多，即能提供豐富的纖維。

☆ 5根秋葵能提供2.2公克的膳食纖維，非常適合涼拌，汆燙後淋上日式醬油，撒上柴魚片，便是一道很有風味的日式小菜。

☆ 夏季是適合吃竹筍的季節，食用涼拌竹筍時，千萬不要擠上一堆美乃滋，其中的油脂可能帶來過多熱量，需要提味時使用少許和風醬油即可。

☆ 芹菜作為配菜是非常理想的，可作為冰箱常備菜，用來炒海鮮、拌炒豬肉片或雞肉，都能增加纖維的攝取量。

☆ 綠花椰的營養價值與抗氧化能力都很高，3〜5小朵就含有2.6公克的纖維，建議一星期至少食用一次。

菠菜	100g
熱量	16卡
水溶性食物纖維	0.6g
不溶性食物纖維	1.7g
食物纖維	2.2g

生菜	20g（約一片）
熱量	3卡
水溶性食物纖維	微量
不溶性食物纖維	0.3g
食物纖維	0.4g

圖五：葉菜類膳食纖維的含量

☆ 深綠色的葉菜類，其膳食纖維含量比淺色系更高，其中梗的纖維又
　多於葉。

☆ 蔬菜經過加熱煮熟後，體積會縮小，因此同樣的一碗燙青菜會比一
　碗生菜纖維的含量來得較高。要想吃到足夠的纖維量，煮熟青菜會
　比生吃更容易大量食用。

昆布	3g
熱量	4卡
水溶性食物纖維	—
不溶性食物纖維	—
食物纖維	0.8g

洋蔥	200g（一顆）
熱量	70卡
水溶性食物纖維	1.1g
不溶性食物纖維	1.9g
食物纖維	3.0g

蕃茄	155g（一顆）
熱量	29卡
水溶性食物纖維	0.5g
不溶性食物纖維	1.1g
食物纖維	1.5g

紅蘿蔔	75g（半條）
熱量	24卡
水溶性食物纖維	0.5g
不溶性食物纖維	1.2g
食物纖維	1.6g

圖六：蔬菜類膳食纖維的含量

☆ 海帶、海藻類食物也是蔬菜的一種，其豐富的水溶性纖維有助腸道健康。例如滷海帶、用海帶芽煮味噌湯，排骨加入海帶結熬湯，或是用九層塔炒海茸，平常不妨多多拿來利用變化。

☆ 烹煮肉類或葷食，運用蔬菜作為配菜料理成「半葷菜」，也是增加纖維的好方法喔！像是燉肉、煮湯時加入洋蔥、番茄、紅蘿蔔……等，用番茄炒蛋、洋蔥絲炒肉、烤雞肉加甜椒，便能達到「減少肉類、增加蔬菜量」的高纖飲食目標。

（三）水果類：所有的新鮮水果都是一種健康的食物，可是，一旦談到膳食纖維時，各種水果的含量可都是不一樣的，有些甚至比很多人想像中來得少。與蔬菜類相比較，水果提供的膳食纖維較不理想，加上它含有較多糖分，熱量也較高，因此適量攝取即可。飲食中選擇天然的完整水果，比飲用果汁更能攝取豐富纖維，一般來說，整個的水果比一杯果汁所帶來的膳食纖維，約為兩倍之多。

每100公克＜水果＞膳食纖維的含量

食物名稱	膳食纖維（公克）	食物名稱	膳食纖維（公克）
No.1 土芭樂	5	香蕉	1.6
No.2 泰國芭樂	3	水梨	1.6
No.3 西洋梨	3	蘋果	1.3
柳丁	2.3	美濃瓜	0.4
海頓芒果	1.7	西瓜	0.3

☆ 含水分較多的瓜類水果，相對而言所含的纖維較少；咬起來越硬的水果含的纖維通常也越多，例如土芭樂、泰國芭樂、梨子……等。

☆ 特別是水果的纖維質較高的部分都存在外皮中，像是蘋果、水梨、葡萄、棗子……，連皮吃最好；而橘子外皮與果肉間的白色「橘絡」也是很好的膳食纖維來源。

提供2公克纖維的水果攝取量

食物名稱	個數/重量	食物名稱	個數/重量
百香果	3/4個/76公克	櫻桃	14個/130公克
蓮霧	2.2個/ 200公克	聖女番茄	18個/140公克
荔枝	13個/265公克	葡萄	40個/480公克

☆ 以此表來看，吃3/4顆的百香果比起40粒葡萄（不含皮），更容易攝取到2公克的膳食纖維，而且熱量相對較低。而其中又以聖女番茄提供的熱量最少。

柿乾	75g（約半塊）
熱量	190卡
水溶性食物纖維	0.9g
不溶性食物纖維	8.8g
食物纖維	9.7g

木瓜	215g
熱量	53卡
水溶性食物纖維	1.0g
不溶性食物纖維	2.1g
食物纖維	3.1g

奇異果	100g（約一顆）
熱量	45卡
水溶性食物纖維	0.6g
不溶性食物纖維	1.5g
食物纖維	2.1g

草莓	80g（約3顆）
熱量	2.7卡
水溶性食物纖維	0.4g
不溶性食物纖維	0.7g
食物纖維	1.1g

圖八：水果類膳食纖維的含量

☆ 葡萄乾、杏桃乾、黑棗乾……等果乾類有助調節腸胃蠕動功能，緩解便秘。除了當作零嘴少量食用外，也可適量的灑在早餐牛奶麥片或做成生菜果乾沙拉。

☆ 奇異果、木瓜都是纖維含量頗高的水果種類，而且富含消化酵素，可以解除便祕一族的困擾。

☆ 加工乾燥製成的水果乾，如芒果乾、鳳梨蜜餞、葡萄乾、龍眼乾……均富含膳食纖維，但食用時要注意它所含有的糖分也較高，想要好好控制體重的人少量食用及可，以免熱量超過了！

（四）堅果類

提供2公克纖維的核果類攝取量

食物名稱	顆數/熱量	食物名稱	顆數/熱量
杏仁果	20粒/150卡	瓜子	88粒/63卡
夏威夷火山豆	20粒/270卡	南瓜子	133粒/220卡
開心果	50粒/197卡	松子	233粒/320卡
花生	51粒/180卡	腰果	47粒/416卡

☆ 核果與種子類食物的膳食纖維含量都算高，但在同樣攝取2公克纖維的狀況下，所吃下的熱量與青菜相比，可是高出非常多的。應注意每天食用以一湯匙為限。

註：一碗白飯200g提供280卡，腰果47粒的熱量約為1.5碗的飯。

　　購買市面上的食品時，仔細閱讀標籤也可以幫助你慎選吃下肚的東西、確保膳食纖維的攝取。在衛福部的食品規範中即有這樣的說明：「每100公克固體或半固體之產品的膳食纖維必須達到或超過3公克，若為液態產品每100毫升必須達到或超過1.5公克方能標示『供給膳食纖維』或「含有膳食纖維」；若要在包裝食品上宣稱『多膳食纖維』或『富含膳食纖維』則須分別達到或超過6或3公克。」因此，購買時別忘了多看幾眼內容標示喔！

Step 3 Repair：吃對了，100%修護腸道，找出好東西替代原有飲食吧

經過前兩階段的腸道養護後，此時你的腸道應該已經被重建成一個較健康的菌相環境，以往因壞菌引起的慢性發炎、過敏⋯⋯等反應也應該得到逐漸的恢復了。

但過去因為不良飲食習慣而受到破壞的腸道黏膜該如何修復？腸道黏膜細胞日復一日都在進行的汰舊換新，能量要從哪裡獲得？同樣地，只要透過正確的營養攝取就行了！

【補充優質蛋白】

蛋白質是人體用於生長發育，構成並修補細胞組織的主要成分，而且，分解食物的酵素就是由蛋白質所構成的，因此飲食中充足且「優質」的蛋白質，對維持正常的消化機能非常重要。

所謂「優質蛋白質」是指雞胸肉、豬牛瘦肉、去皮後的鴨肉、魚肉、豆漿、豆腐⋯⋯等，不限紅肉或白肉。像是

1. 水餃、包子裡的五花肉餡
2. 乾麵上的肉燥澆頭
3. 百頁豆腐、油豆腐泡（兩者均含大量油脂）、紅豆枝
4. 市售奶茶（以奶精調製，成分多為油脂與糖漿澱粉為主）
5. 肉鬆（肉的成分少，大多充斥著油脂與糖份）
6. 熱狗、魚丸、鱈魚丸、魚板⋯⋯等加工品（多以澱粉與調味粉製成）
7. 雞翅膀、豬腳（含有較多膠質）
8. 魚肚、魚皮（膠質），

　　以上食物的蛋白質含量均不高，並不能算是「優質蛋白質」，其中尤以1～6項更應少吃為妙。

　　這裡要特別談到合成蛋白質的原料之一——麩醯胺酸，它一開始就是被用來幫助癌症病患在化療、手術後，修補已被破壞的腸胃道組織並增強免疫力。對一般人來說，要修復腸道黏膜，只要在飲食中多多選擇含有麩醯胺酸的食物，就可以達到不錯的效果。若要額外攝取麩醯胺酸營養品作為補充，應在營養師的指示下服用。

　　通常我們可以在穀類、堅果食物中發現較豐富的麩醯胺酸，而雞肉、牛豬……等動物性蛋白質也有很不錯的含量。重點是：你還必須搭配正確的烹調，減少以炸、煎、高溫炭烤的方式料理，避免產生AGE（糖化終端產物）、形成自由基，才能真正對腸道有益！

常見食物含有的麩醯胺酸量

食物	麩醯胺酸含量（mg）	食物	麩胺酸含量（mg）	食物	麩胺酸含量（mg）
奶粉（脫脂即溶）	8800	蓮子	4603	烏骨雞	3246
蝦米	7376	乳酪	4555	雞胸肉	3242
黃豆	6713	白芝麻	4087	鴨肉	3230
葵瓜子	6651	黑芝麻	4050	豬前腿瘦肉	3212
花生（生）	6615	五香豆干	3812	明蝦	3171
黑豆	6301	紅豆	3740	小卷（鹹）	3089
豆腐皮	5564	開心果	3737	吳郭魚	3038
南瓜子（白瓜子）	5222	干絲	3575	薏仁	2851
乳酪（低脂）	4839	牛腱	3372	秋刀魚	2622

【黏膜的營養素－維生素A】

維生素A是維護人體黏膜組織完整的重要元素，而身為維生素A前驅物質的β-胡蘿蔔素當然也有助於修復我們的腸道黏膜組織、提供細胞營養。加上β-胡蘿蔔素同時也具有強大的抗氧化力，可以保護腸道黏膜不受自由基的損害。

一般來說，維生素A的動物性來源有內臟、肉類（宜選擇瘦肉部位食用）、蛋黃，在綠色、黃色……等深色蔬果內也可攝取到。β-胡蘿蔔素則存在於橘色或紅色的蔬果與深綠色蔬菜裡，如胡蘿蔔、南瓜、地瓜、菠菜、空心菜、萵苣……等。女性在MC前後可補充豬血、豬肝、腰子，除了可增加鐵質，還可增加維生素A。

想要提升β-胡蘿蔔素轉換成維生素A的效率，別忘了還要搭配礦物質「鋅」的攝取！例如花枝、章魚、蛤蜊、九孔、蚵仔、蝦子……等海鮮，都含有豐富的鋅，平日忙碌時，簡單煮一碗海鮮清湯就能攝取到了。

【多吃富含Omega-3的好油】

脂肪是人體的重要能量來源之一，其中omega-3與omega-6是人體相當必要的脂肪酸成分，但身體無法自行製造而成、均必須從食物中獲取。

通常我們會說從紅肉油脂而來的大多為Omega-6脂肪酸，取自亞麻仁籽與深海魚中的則屬Omega-3。由於現代人的飲食習慣，很容易攝取到Omega-6、但卻缺乏Omega-3，過量的Omega-6被認為是造成腸黏膜

細胞膜受損、身體發炎、過敏的原因。

　　為了讓這兩種必須脂肪酸的比例更協調，建議你多從天然食物中攝取好的油脂，例如秋刀魚、鯖魚、鮭魚……等深海魚，或是橄欖油、苦茶油、亞麻籽油，以及適量的堅果種籽類。植物性好油在製造過程中，以冷壓、未精煉方式保留了較多的維生素、蛋白質、礦物質……等營養成分，有利於身體消化、吸收，如果你又搭配高溫的烹調方式，那就破壞原來吃好油的用意了。

　　其實古時候的人主要是以蔬果、全穀根莖類為主，少量吃肉，再加上少量的動物性油脂，因此植物性的來源有omega-3的脂肪酸，能達到omega-3與omega-6的平衡。

　　在修復腸道的過程中，飲食裡所有可能含有細菌的生食都應盡量避免，比方說，生魚片、牛肉（除非八分熟以上）、生菜沙拉這些東西能不吃就不要吃！以新鮮、安全的食物為首選。

　　此外，食物應多樣性攝取，同一類營養素底下有很多不同食物可以選擇，請檢視你的飲食裡是否經常只吃某幾種。也別忘了「三餐需定時定量」、「細嚼慢嚥」，良好的飲食習慣絕對是供給身體充足能量來源、促進消化的第一守則。

每天吃很飽，
照樣瘦！

七日菜單，提升你的腸胃消化、燃脂力

誰説瘦下來一定得挨餓？減重期間是不是只能喝白開水？

專業營養師設計的七日菜單，不必戒食澱粉、點心，還能喝飲料！

讓你吃對食物、餐餐都飽足，吸收正確營養，啟動你的代謝能量！

在人體所需的營養素中，碳水化合物、蛋白質、脂肪是最重要的3大營養，支撐我們日常必要的能量及熱量也大多由此而來。每1公克的醣類與蛋白質均可產生4大卡的熱量，1公克脂肪能產生9大卡熱量。

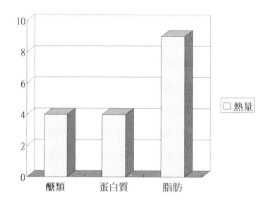

想要有效地進行減重同時顧好腸胃，三大營養均不可缺。只要吃得對，一樣能好好控制熱量，達到纖體目標。

●關於碳水化合物

碳水化合物（醣類）通常存在於全穀根莖類中，是提供人體能量、保持體力的來源。它也含有少量的蛋白質與纖維。

因此，我通常都會建議想要減重的人，主食類一定要吃，因為全穀根莖不但提供了澱粉，也含有不少纖維，如果只靠蔬菜水果是沒有辦法攝取到足夠膳食纖維的。特別是對麩質有過敏現象的人，當必須避開小麥、大麥……等及其麵粉製品時，稻米、馬鈴薯、玉米……等食物就顯得很重要了。

很多減重者或BMI值小於18的人常會發生便秘，就是因為主食量吃的不夠，糞便體積減少、短期間導致排便不易，久之久之更是大大破壞

了腸胃功能，以至於每天都在煩惱「吃喝拉撒」的人體基本需求。

而且，如果餐後攝取的醣分不夠，導致血清素不足，容易出現情緒低落的現象。雖然人體可以將蛋白質轉換為醣分，但是這對人體而言是費工費時的，易形成對澱粉類食物更加渴望，反而會額外攝取巧克力、蛋糕、餅乾……，熱量比半碗飯更高，飽足感更低，更不利於減重。

尤其建議減重過程中要吃米飯，像我有位客戶不但減重效果良好，原本需要吃軟便劑幫助排便，後來飲食修正成改吃飯，排便功能便自然慢慢恢復了；但只要偶爾將主食改成麵包製品，很神奇地就會又出現便秘。而我在臨床上的確也發現吃麵包頻率較高的人都比較容易有便秘現象，這時不妨改吃米飯，讓腸道排便更順利。

另外，水果與蔬菜裡除了礦物質、維生素及纖維質外，同時包含了碳水化合物，在規劃飲食時也必須將水果中所含的的碳水化合物份量考慮進去，避免攝取過量導致減重失效。

【優質澱粉，主食代換】

人體最少需要至少50公克的優質澱粉（醣類），約等於一份的主食＋1份牛奶（240c.c.，包含200c.c.優酪乳）＋1份水果（請見第100頁），一份主食類食物可用以下食材做代換：

分類	食物種類	份量
五穀雜糧	糙米、（糙）薏仁、綠豆	（生）20公克，煮熟約50公克，飯碗1/4碗
	麥角、燕麥片	（生）20公克約3湯匙
豆類澱粉	碗豆仁	（生）45公克，煮熟約5湯匙
	皇帝豆	65公克
	荸薺	5顆

分類	食物種類	份量
五穀雜糧	糙米、（糙）薏仁、綠豆	（生）20公克，煮熟約50公克，飯碗八分滿
	麥角、燕麥片	（生）20公克約3湯匙
豆類澱粉	碗豆仁	（生）45公克，煮熟約5湯匙
	皇帝豆	65公克
	荸薺	5顆
根莖澱粉	玉米 玉米粒	1/3根約110公克（含梗） 70公克
	地瓜、芋頭	60公克，切滾刀塊約1/3碗
	馬鈴薯	100一顆半（一顆約一個拳頭）
	山藥	110公克（帶皮），切滾刀塊約半碗
	南瓜	135公克（帶皮帶籽）
	蓮藕	120公克（帶皮）
	菱角	80公克（含外殼），去殼菱角仁則是50公克約7顆
糕點、麵條	年糕 蘿蔔糕	30公克 50公克
	吐司	25公克約3/4片
	麵條	（生）30公克（現做的生鮮麵條）；（乾）20公克（一般賣場販售的乾燥製品）；麵線25公克；油麵45公克
	鍋燒麵	60公克
	冬粉	（生）20公克，煮熟後約80公克

●關於蛋白質

　　食物中的奶類、豆類、魚、肉及蛋類，均含有豐富的蛋白質，是建造與修補體內組織的重要物質。有些人以為減肥時要少吃一點肉，其實蛋白質正是減重期間非常重要的營養素。因為其他兩大營養－碳水化合

物與脂肪一旦攝取較多時可以被儲存在體內，可是蛋白質卻必須每天透過飲食獲得足夠的量，以維持生理需求，支持人體執行新陳代謝。

　　另外，所有積極瘦身的人一定聽過或試過所謂的「阿金減肥法」，又稱為吃肉減肥法，這是一種透過攝取蛋白質達到減肥的方式，由美國的醫師Atkins博士所提出。認為減重者可以盡情地食用肉類、蛋、乳酪……等高蛋白質食物，但碳水化合物的攝取量必須加以嚴格限制。但事實上，這種吃法不僅有礙腸道健康，而且還會加重肝腎的代謝負擔、提升罹患心血管疾病的風險，並不是一種均衡的飲食方式，可能會：

1. 加重肝腎的代謝負擔，嚴重將導致洗腎。

2. 提升罹患心血管疾病的風險：因為肉類會使得飽和脂肪及膽固醇跟著增加，導致體內發炎，提高心血管疾病的死亡率。

3. 增加尿酸與痛風發作的機會：因蛋白質食物進入人體內之後就會分解成普林，造成尿酸增加、甚至痛風發作。

　　攝取蛋白質最理想的方法，是食用飽和脂肪含量較低的食物。例如乳品部分，宜選擇低脂或脫脂產品；魚肉及動物瘦肉則是非常優良的完全蛋白質，飲食中均不可或缺。但仍應適量攝取，因一般所謂的里肌瘦肉，每一份（35公克）亦含有3公克的脂肪；高優質的蛋白質食物如奶、蛋、豆、肉，也非無脂蛋白質，因此當高蛋白飲食攝取量過多時，脂肪也會隨之增加。此外，還應特別小心搭配的烹調用油，熱量更是可觀唷！

【豬牛部位，低脂蛋白質這樣選！】

豬肉

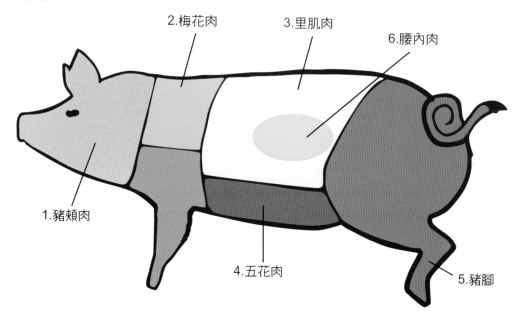

2.梅花肉　　3.里肌肉　　6.腰內肉

1.豬頰肉

4.五花肉　　5.豬腳

　　1：豬隻兩邊臉頰的肉，即一般小吃店、黑白切所說的「嘴邊肉」，油脂不多，每一百公克熱量140大卡，常用汆燙、白煮方式料理，是很理想的食用部位。

　　2：梅花肉富含油脂、口感較好，常被用來做為火鍋、燒烤肉片。因其脂肪分布有如雪花狀，貌似瘦肉，但每一百公克其實有341大卡的熱量。

　　3：位在背部中央的這塊肉，帶有油花、口感細嫩，炸排骨、日式炸豬排或切成薄片煎煮是很常見的做法，每一百公克熱量約187大卡。

　　4：因肥瘦相間、富有層次，又被稱為三層肉，最常被用來紅燒、滷煮或醃製成鹹豬肉。燒滷方式的料理雖然很適合減重者食用，但請別忽略這個部位含有可觀的油脂，每一百公克的熱量高達393大卡。

5：經常作為紅燒、燉滷料理，雖然富含膠質，但每一百公克熱量有331大卡，有時還會事先過油增加口感，這樣一來熱量馬上又暴增了！

6：又稱小里肌肉，肉質柔軟但脂肪含量少，多用來做日式豬排或油煎料理，每一百公克約提供110大卡熱量。

牛肉

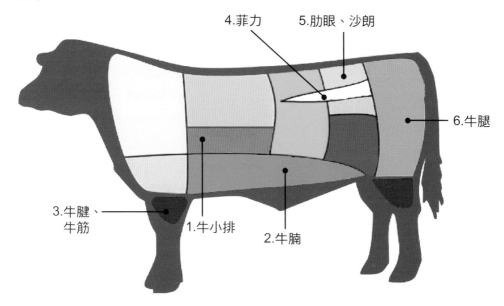

4.菲力　　5.肋眼、沙朗

6.牛腿

3.牛腱、牛筋

1.牛小排

2.牛腩

1：這一個部位的肉質結實，帶有油筋、油脂多，最常用來燒烤、油煎，每一百公克熱量達390大卡。

2：位在牛腹部的牛腩，油筋與油花豐富，是牛肉麵、紅燒料理的主要材料，也可切成薄片作為壽喜燒肉片，口感雖好但每一百公克有330大卡的熱量。

3：牛的腱、筋部位，因運動量大、油脂相對較少、熱量也較低，每一百公克熱量約123大卡。

4：即腰內肉，瘦肉較多，油脂含量低，是運動量較少的部位，因

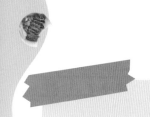

因為是選瘦肉，所以可以多吃？

有人會說：「選擇不含肥油的瘦肉，脂肪少、熱量低，多吃也沒什麼關係？」或者「即使進了餐廳吃飯，只要不點白飯，菜或肉類料理就可以放心吃！」這些都是錯誤迷思，食物熱量會隨著它的製造過程、烹調方式跟著改變，食物本質在經過煎炒、酥炸、燉煮、燒烤後也會變得不同。以雞胸肉來說，清蒸時的熱量為104卡，但將它拿來油炸後的熱量，瞬間即飆升到500卡以上！更不用說當它沾上炸粉做成炸雞排之後，吸油量又更高了。

另一方面，台灣料理的用油量都不算少，最常見的就是將肉、魚先油炸再加以拌炒的方式，如糖醋肉、咕咾肉、紅燒魚片；為了鎖住蔬菜原色、增加順口度，如茄子、四季豆、絲瓜（所以餐館的絲瓜顏色漂亮也很立體，不像一般人自己煮都會很軟爛），也會先過油再進行烹調；又如蔥爆牛肉之類的熱炒料理，炒菜前要會先醃漬牛肉，醃料不但有醬油、還會加點油以增添口感柔軟度⋯⋯。

所以，千萬不要以為到餐館用餐只要不吃白飯，就可以大啖菜肉料理，小心美味背後潛藏的高油、高熱量可是相當驚人的！

此肉質鮮嫩，是整條牛之最佳部位，每一百公克的熱量約133大卡。

5：從肋脊部分切出來，運動量較小、有漂亮的大理石油花，脂肪量高，常用於煎烤牛排或做為火鍋肉片、鐵板燒⋯⋯等，每一百公克有將近300卡熱量。

6：牛腿是經常運動的部位，肌肉發達、油花少、肉質較結實，大多用來紅燒或做成絞肉、肉片用，每一百公克約提供120大卡熱量。

100公克 可食重量	蛋白質 （公克）	脂肪 （公克）	熱量 （卡）	無油烹調 （蒸、煮； 滷）	【少油烹 炒】增加的 熱量	【快炒 /煎】增加 的熱量	【油炸】增 加的熱量
1雞胸肉	22.4	0.9	104	104	原熱量 +135	原熱量 +270	原熱量 +405
2豬後腿瘦肉	20.7	2.8	114.1	114.1			
3梅花肉	15.2	30.6	341.3	341.3			
4五花肉	14.5	36.7	393	393			
5草蝦	22.1	0.7	98.3	98.3			
6傳統豆腐	8.5	3.4	88	88			

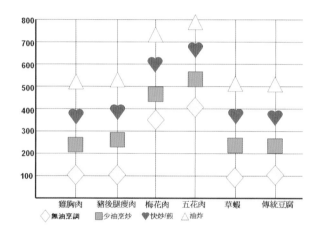

★以上油炸作法是指將食材直接下鍋清炸的方式，如果是額外又裹上一層酥炸粉或沾了粉漿再炸，則吸油的效果更強，熱量也就更高。因此不要誤認為日式天婦羅裡的炸茄子、炸青椒好像也是蔬菜、就可以多吃唷！別忘了這些蔬菜外面可是裹著一層麵衣呢！

●關於脂肪

一般我們使用的烹調油、堅果種子類與蛋豆魚肉類食物，都是提供脂肪的來源。每公克的脂肪產生的熱量雖然高，但它卻是皮膚與細胞組

成必備的材料，能調節人體的內分泌系統，並提升飲食中脂溶性維生素的吸收效果。

因此，適量的脂肪攝取是很必要的，一般人每日建議攝取量約為45～65公克。如果攝取量過少，將會影響荷爾蒙的平衡狀態與新陳代謝的能力，臨床上發現有病患甚至會有月經不再來的情況，或是皮膚變得粗糙。

此外，雖然我們建議想好好控制體重的人飲食宜清淡些，但並非都不需要油脂，一般成年人每日攝入的油脂量約2～3湯匙（一般外食所用的衛生塑膠湯匙大小）即可；減重者則必須調整至1～2湯匙為宜。要注意的是，這些份量包含了天然食物（如堅果類）中含有的油脂成分。

不妨從低飽和脂肪食物中獲取，例如去皮的家禽肉、去除脂肪的瘦肉、烘烤或清蒸的魚及海鮮，以及植物油……等。至於含有飽和脂肪與反式脂肪的食物可是致肥的元兇，應盡量避免食用肥肉、酥油製品、油炸物、人造奶油，或市售的蛋糕、餅乾與甜點。

【堅果熱量知多少】

品名/項目	份量	熱量（Kcal）	等於吃進以下這些食物……
杏仁果（蔥蒜）	36g（約32顆）	240	2湯匙油
夏威夷火山豆	36g（約20顆）	270	1碗飯
松子（生）	36g（約175粒）	240	2.4湯匙油
油炸花生	36g（約64粒）	226.8	1/2碗飯+2小匙油
葵瓜子	36g（約235粒）	100	1湯匙油
開心果	36g（約31粒）	125	1/4碗飯+1湯匙油
核桃仁（生）	36g（約10粒）	247	20顆小湯圓+2.4湯匙油

品名/項目	份量	熱量（Kcal）	等於吃進以下這些食物……
腰果（生）	36g（約23粒）	200	2湯匙油
黑芝麻粉	10g（2湯匙）	55	1.2湯匙油
花生粉	10g（1.5湯匙）	54	1/2湯匙油
芝麻醬	10g（2小匙）	64	1/2湯匙油
花生醬	10g（0.7湯匙）	61	1/2湯匙油

★每份堅果的份量均以可食用部分計算，不含外殼。

【越吃越瘦一週菜單】

	Day 1（含奶）	Day 2（含奶）	Day 3（含蛋奶）	Day 4	Day 5	Day 6	Day 7
早	紅豆紫米牛奶粥	蒸地瓜＋奇異果優酪乳	全麥吐司樂活套餐	紅豆蓮子湯	芋頭糙米燕麥粥	南瓜糙米粥	五穀飯糰＋無糖綠茶
水果	木瓜1份（可食重量約120公克）	鳳梨1份（可食重量約130公克）	楊桃1顆	蔬果汁	葡萄10顆	小番茄1份（約20～23顆）	香蕉1根
中	什錦炊飯＋香菇滷雞＋玉米筍炒肉片＋苦瓜木耳湯	薑黃飯＋蔥燒蘑菇雞＋蒜蓉拌A菜＋番茄豆芽湯	薏仁飯＋鹽烤魚下巴＋韭菜炒豆芽＋海味小魚湯	紅蘿蔔飯＋甜豆莢炒花枝＋芹菜炒豆包＋黃瓜鮮筍湯	紅豆糙米飯＋味噌魚片＋涼拌三絲＋紅蘿蔔燉海帶湯	五穀飯＋烤土魠魚杏鮑菇＋醬拌地瓜葉＋泡菜豆腐湯	番薯飯＋涼拌蘆筍蝦＋四季豆拌雞片＋酸白菜湯

	Day 1（含奶）	Day 2（含奶）	Day 3（含蛋奶）	Day 4	Day 5	Day 6	Day 7
晚	南瓜飯絲瓜蒸石斑 +草菇燴筍片 +芹菜香拌蒟蒻 +昆布蘿蔔湯	海鮮麵 +金菇味噌湯	+鮮菇玉米雞湯	三色豆飯 +清蒸鮮蝦 +蒜香高麗菜 +薑絲冬瓜湯	菇菇飯 +山藥炒肉片 +毛豆炒豆干 +絲瓜湯	馬鈴薯沙拉 +烤牛排 +蔬菜拼盤	芝麻飯 +牛蒡燉排骨 +酸甜醃蘿蔔 +紫菜牡蠣湯

甩肉菜單飲食10招，教你健康瘦

第1招　簡單電鍋湯，搞定一餐

忙碌的現代人常常說自己沒時間開伙，這時候我就會非常推薦大家善用電鍋，輕輕鬆鬆就能把一餐所需營養全部攝取到。食材方面必須包含主食、蛋白質與較多的蔬菜，一起放入電鍋加水蒸煮成湯品即可。主食類可選地瓜、芋頭、馬鈴薯、山藥、南瓜……等澱粉根莖類，動物性蛋白質無論是用雞腿或排骨均可，例如玉米竹筍排骨雞湯、山藥養生菇雞湯（醣類、蛋白質、蔬菜都有了）；也可用竹筍、排骨燉煮成稀飯，或者以香菇雞湯配上一碗糙米飯或麵條。若想再吃得更輕食一點，只要再減少澱粉、增加蔬菜量即可，簡單易實踐。

第2招　份量維持恆定

在我所設計的一週菜單裡，雖然每天的總熱量都控制在1200大卡以內，但每一天使用的食材份量仍有差異。因此，同一天的三餐可任意移動食用，想要精準、有效地實施減重計畫的人，不同天的菜單最好不要變動。比方說，第一天的午餐與晚餐內容與重量可對調，午餐的香菇滷雞也可與晚上的絲瓜蒸石斑調換，但不可與第二天的午餐做更換。

如果你只是想把自己的日常飲食調整成比較健康均衡的吃法，則任意挑選不同天的早、午、晚餐來搭配也是沒問題的，而且一樣可以達到控制體重的效果。

第3招　乳品，低脂的最好！

第一～二天的菜單中含有奶類，第三天則蛋奶都有，對蛋奶過敏的

人可選擇Day4～Day7的菜單。

現在人普遍太陽光照射不夠，體內維生素D均顯不足，牛奶是非常好的維生素D來源。不過，無論是飲用乳品或製作含奶製品的料理時，建議選用低脂乳品；且維生素D屬於脂溶性維他命，因此飲食中還必須有適量的脂肪才能獲取到維生素D喔！

第4招　水果每天2份勿過量

水果雖然含有水分及纖維，看起來很健康，但吃太多的話熱量也是相當可觀的，特別是某些水果的熱量可不低呢！

所以，每天水果應以兩份為限，如果在三餐裡頭加入水果入菜或佐餐，都需當作一份計算。舉例來說，第二天的早餐吃了含有奇異果一份的奇異果優酪乳，則當天的水果只能再攝取一份（如鳳梨）；或是第四天的點心喝了含兩份水果的蔬果汁，則那天就不宜再多另外攝取水果了。

而一份水果相當於女生拳頭大小，或是切好後約放滿一個飯碗的份量，它可提供60大卡的熱量，代換成以下水果約等於：

・柳丁或小橘子1顆（約網球大小）

・小蘋果1顆（約網球大小）

・綠棗（約網球大小）1顆，或一般大小2顆

・泰國芭樂1/2顆

・香蕉1/2根

・奇異果1.5顆

・葡萄或櫻桃約10～13顆

・小番茄20顆

- 小草莓10顆
- 西瓜、木瓜、芒果、哈密瓜切滾刀塊約一碗

第5招　輕調味才能揮別高熱量

糖、醬油（膏）、蠔油、番茄醬、辣椒醬……等調味料，都有可觀的熱量，減重期的飲食烹調，不可隨意增加。建議多用辛香料，如薑、蔥、蒜、香菜、大蒜、八角、巴西利、九層塔、黑胡椒、白胡椒、肉桂、丁香、百里香、迷迭香、檸檬鹽、芥末、花椒、五香、辣椒、檸檬葉、孜然粉、香茅、鬱金粉為料理增香。

菜單中用來煮湯的湯底，也可使用雞架骨或豬大骨、豬肋骨加水熬製，想要更少油，油脂部分於湯冷卻後撈除即可。或者可將洋蔥蒸熟後，加點水以果汁機攪打成泥狀，放入冰塊儲存格中變成洋蔥小冰塊，用來煮湯或炒菜，就能有自然的鮮甜味道，代替味精、鮮雞精……等，減少鈉的攝取，避免吃得太鹹造成水腫難消。

第6招　少用生菜，蔬菜煮熟後再吃

大部分的生菜甜脆、口感佳，通常都是因為含有較多水分、且其纖維較嫩細的緣故。對於想增加腸胃蠕動的人來說，多吃含有粗纖維的蔬菜才是上上選。所以，我會建議蔬菜類必須盡量多吃加熱、煮熟過後的。

而且一般女性體質均偏寒，加上現代人都是久坐的生活形態，循環不佳，太常吃生菜反而不利於新陳代謝，可能會寒上加寒，把身體機能都搞差了。

另外，提醒大家，選擇當季蔬果烹調，不但價格便宜，還能吃到

最佳營養。除了觀察市場上的種類之外，不妨參考農委會農糧署的網站（http：//www.afa.gov.tw/farmproduce_search.asp），十二個月的時令蔬果即能一目瞭然。

第7招　喝對飲品，就不怕發胖

減重時期除了白開水外，也可以喝飲料，但仍必須考慮熱量。比較具有熱量黑棗汁及醋飲，對腸胃功能有益，可適量飲用，選擇市售產品即可。不過，市面上的這類飲品通常都含有糖分，所以一天最多只能飲用100～200c.c.，更理想的方式是看標示再決定飲用量。以果醋飲料來說，無論是水果醋、桑椹醋、金桔醋、洛神醋、紅棗醋……任何一種口味均可，實際飲用份量則要參考標示（請見25頁）。

飲品類建議可在飯前一小時內飲用，也可額外加入山粉圓、洋車前子、奇異子（chia seed）、明列子（小紫蘇）……等含有膳食纖維的食材。這些食物本身沒有特殊味道，但能增加很好的飽足感。要特別注意它們都是水溶性的，記得同時要搭配飲用較大量的開水；可泡上一大壺一整天慢慢喝，亦可每次飯前30分鐘喝500c.c增加飽足感。

【每日飲品選擇】

洛神茶、決明子茶、梅子茶、青草茶、枸杞茶、菊花茶、洋甘菊薄荷茶、紅棗枸杞西洋蔘、玫瑰花茶、檸檬水、黑豆水、麥茶、綠茶、黑咖啡、普洱茶、南非博士茶、牛蒡茶。也可以依照個人體質或中醫師建議來選用飲品。

★以上飲品皆不含糖、熱量極低，當作下午茶來喝也不怕發胖！

第8招　食材交替使用

曾有客戶看到我設計的紅棗枸杞西洋蔘茶，反映：「紅棗跟枸杞喝起來會不會太燥熱？」如果在本身體質上有這層顧慮的人，那麼你把紅棗、枸杞拿掉，單用西洋蔘煮茶飲用也是可以的。

雖然菜單上的飲品大部分都可自行選用搭配，但像是菊花茶這一類性質偏寒的種類，最好不要天天都喝它。關於茶飲或食物性熱、性寒的問題，其實只要每天交替著使用，例如每兩、三天即更換一種飲品，基本上並不需要太擔心會影響身體健康。

第9招　正確攝取甜食

經常碰到需要瘦身的人有這樣的迷思：「減肥時不是不能吃含糖的甜食嗎？」醣類無罪！將身體用來產生能量的糖份，納入正餐當中攝取，絕對不會破壞你的瘦身計畫。譬如，早餐喝上一碗微甜的綠豆湯，或是飲用含糖的燕麥牛奶，都是很OK的。問題就出在一般人多半都把甜品拿來當成點心，或者把含有高油脂的蛋糕、餅乾作為下午茶，額外攝取的結果，熱量當然就超過啦！

另外，要提醒大家一點：不需要用代糖取代一般糖使用，短期食用代糖做為減重是可行的；可是，一旦長期以代糖代替普通糖類，反而會產生心理與生理的不滿足反應，最後反而會吃下更多甜食。或是假如你誤以為飲品用的都是代糖、不具熱量，不自覺地再配上一個高熱量的蛋糕作為補償，那可就完全無法達到實質的減重效益了。

第10招　善用同類食物做變化，天天都能瘦

只要依據這份菜單的規劃原則，在同一大類食物中運用同樣重量的各種不同食材代替，就能增加飲食變化，更不用擔心有回胖的風險。譬如：

一份70大卡的主食＝1/4碗乾飯或薏仁

　　　　　　　　　＝半碗稀飯

　　　　　　　　　＝半個小地瓜；

一份55大卡的肉類＝一兩重（1/3個手掌大小）的雞胸肉或魚類

　　　　　　　　　＝一兩重的里肌肉或瘦牛肉

因此，要按照菜單減重的人最好能做好食物代換，變換不同顏色與口感的材料，只要份量、調味料不隨意增加，避開多油的烹調方式，很快就能達成瘦身目標了。

基本上，患有慢性疾病者如第一型糖尿病、洗腎病人，因必須考量多重健康因素；以及未滿18歲的成長發育中兒童，還有孕婦、哺乳媽媽，在營養素及熱量供應上都有特殊需求，不建議使用這份菜單。至於其他族群，包括罹患第二型糖尿病需減重者（不含打胰島素者）均可長期依照此原則食用。

★書中的食譜每一道都有固定的份量，因為是特地規劃給減重者食用的菜單，有具體的建議值才能讓大家有實踐的標準。假如你是BMI值大於30的人，主食（如麵、飯）可由100g增加至150g，肉類蛋白質可從原來的60g調整為90g，進行2至4週讓代謝穩定後，再慢慢改回這份建議菜單的份量。

★從原來的飲食改成這份菜單後，一開始可能有些人會覺得吃完後

沒有非常飽足的感覺，但要請你堅持下去喔！當你有輕微不很飽的感覺出現時，恭喜你！脂肪就要開始燃燒了。持續這套菜單約兩週，你的胃就會逐漸縮小，接下來就會發現：天啊！不知不覺中，我竟變成小鳥胃啦！

啟動減肥力的10分鐘早餐提案

Day 1

紅豆紫米牛奶粥

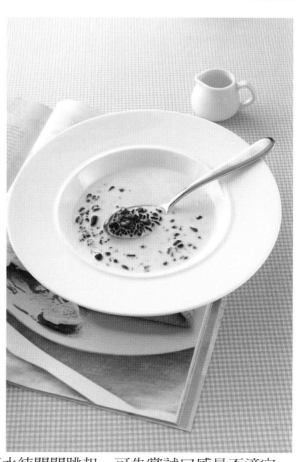

材料

紅豆20公克

紫米10公克

低脂牛奶150c.c.

調味料

糖1大匙

作法

1. 紅豆和紫米均洗淨，分別以冷水浸泡4小時。

2. 將作法1瀝乾，紅豆倒入電鍋內鍋，加水蓋過食材，外鍋加2杯水。

3. 電鍋開關跳起後，再加入紫米一起煮，外鍋加2杯水待開關跳起，可先嘗試口感是否適宜，若吃起來仍覺得太硬，外鍋可再加1杯水續煮。

4. 加糖拌勻，最後加入牛奶即可。

烹調 Tips：

若採不加糖的作法，則牛奶可由150 c.c.增加至240 c.c.。

紅豆與紫米的比例也可自行調整成自己喜愛的口感，但總重量必須為30公克。

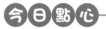 今日點心

黑棗汁100c.c.，屬於水果的一個選項，因各個商品成分、含糖量不同，要謹慎控制熱量攝取者最好還是看一下標示，以下圖為例，每100公克黑棗汁含有281大卡，以一份水果熱量60大卡為標準，代表這瓶黑棗汁最多只能取21公克然後再加水稀釋飲用。

營養標示

每100公克

熱量281大卡	脂肪0.38公克
蛋白質2.33公克	飽和脂肪0公克
碳水化合物67.0公克	反式脂肪0公克
納1.71毫克	

 對真正要實踐減重計畫的人來說，製作進食紀錄是很重要的一件事，可以檢視自己究竟吃了哪些東西。因此建議大家可以事先規劃好菜單，就能避免出現亂吃或吃錯食物的狀況了！

Day 2

蒸地瓜

材料

帶皮地瓜150公克

作法

地瓜連皮刷洗乾淨，放入
電鍋蒸熟，帶皮食用。

奇異果優酪乳（或
水果優格）

材料

有機奇異果1顆

低脂原味優酪乳200c.c.

作法

奇異果帶皮洗淨，切小
塊，和優酪乳一起放入果汁機打勻即可。

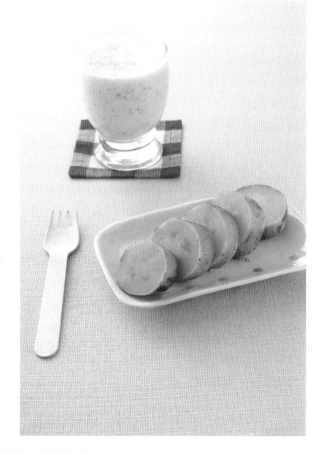

烹調 Tips：

連絨毛一起帶皮食用可增加不少纖維量，建議選擇有機奇異果，進口水果可參
考五碼的編碼標籤，開頭為9的即為有機栽種的產品。

水果優格

材料

葡萄乾1大匙

火龍果120公克

自製低脂原味優格200c.c.（可用含寡糖的益生菌味道較甜）

作法

火龍果洗淨、去皮，切小塊，淋上優格、撒上葡萄乾即可。

營養師
小叮嚀　　從準備減重開始，不妨昭告周遭的親友來增加動力與決心，並
　　用「我要展開健康的生活型態」來取代減肥、節食的字眼，當
減少熱量攝取與增加活動量成為你生活的一部分時，才能有持續的好成效！

Day 3
全麥吐司樂活套餐

材料

全麥吐司1片

雞蛋1顆

酪梨（去皮、去籽）50公
克

低脂牛奶200 c.c.

作法

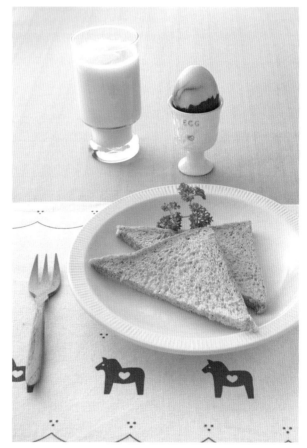

1. 雞蛋外殼洗乾淨，放入
   小碗加水淹過，放入電
   鍋、外鍋加一杯水，待
   開關跳起，沖涼、剝除
   外殼，可沾少許胡椒鹽
   或食鹽。

2. 酪梨切小塊，與牛奶一起放入果汁機攪打均勻，搭配吐司與水煮蛋食
   用即可。

烹調 Tips：

水煮蛋也可改成茶葉蛋、蒸蛋，但不可換成荷包蛋或炒蛋，多餘的油脂會讓減
重計畫破功喔！

 營養師
小叮嚀　無論在家或外出用餐，先用盤子盛裝出「自己想要的分量」，
然後想想看：我是真的需要吃這麼多才行嗎？再思考看看是否
要減少份量。這樣可以幫助你更理性地控制所有吃下肚的食物。

Day 4
紅豆蓮子湯

材料

乾紅豆30公克

乾蓮子（或薏仁）10公克

乾白木耳10公克

調味料

糖1大匙

作法

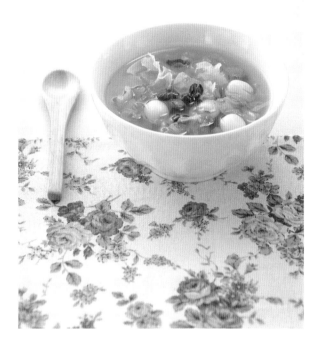

1. 紅豆和蓮子均洗淨；乾白木耳、紅豆以冷水泡4小時，瀝乾；泡軟的白木耳撕成小朵。

2. 將作法1全部倒入電鍋內鍋，加水淹過食材，外鍋加2杯水。

3. 電鍋開關跳起後，若感覺不夠軟，外鍋再加2杯水續煮。

4. 待開關再次跳起，加糖拌勻再燜20分鐘，即可食用。

烹調 Tips：

前一晚先煮好，第二天早上可立刻加熱食用、更方便！

紅豆可換成綠豆，與蓮子、薏仁的比例也可自行調整成自己喜愛的口感，但總重量必須為40公克。

用蘋果1顆、奇異果1/2顆、芹菜30公克、苦瓜20公克放入果汁機，加適量水打成蔬果汁。以果汁機製作可同時保留水溶和非水溶纖維；不喜歡渣渣口感者，亦可使用慢磨調理機，雖然不能攝取到非水溶性非膳食纖維，但一樣能攝取到水溶性纖維。

營養師
小叮嚀

除了必要烹調的生鮮食材外，應盡量避免自己購買各式熟食、點心、零食……。外出購物或買菜前先填飽肚子，可以避免因為嘴饞或飢餓而失控買了計畫以外的食物。

Day 5
芋頭糙米燕麥粥

材料

芋頭100公克

糙米、燕麥各10公克

絞肉15公克

蔥花少許

調味料

鹽少許

作法

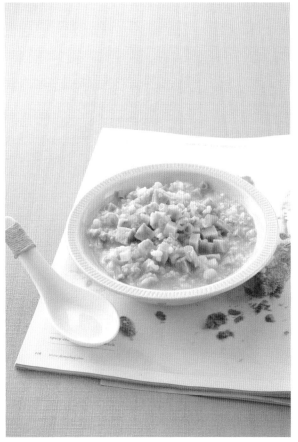

1. 芋頭洗淨，削皮、切滾刀塊；糙米洗淨，泡水4小時；燕麥洗淨、瀝乾。

2. 將作法1.材料放入電鍋，加適量水，外鍋倒入1杯水。

3. 待開關跳起，加鹽調味拌勻，撒上蔥花即可。

營養師小叮嚀　對於制定好的飲食或運動目標，暫時做不到的話也不要難過或灰心而放棄。要學習並養成新的生活習慣並不容易，只要告訴自己：「接下來都要更加注意，一定沒問題的！」相信自己可以做得到，目標就能達成。

Day 6
南瓜糙米粥

材料

南瓜135公克

糙米40公克

做法

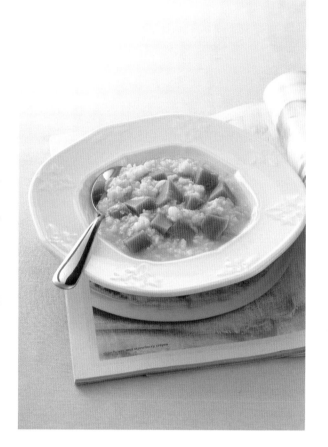

1. 南瓜洗淨，削皮、切塊；糙米洗淨，泡水4小時，瀝乾。
2. 將作法1.材料放入電鍋，加適量水，外鍋倒入1杯水燉煮成粥。

烹調 Tips：

1. 可搭配無糖豆漿250c.c.飲用。
2. 亦可加入吻仔魚30公克及鹽煮成鹹粥。
3. 若煮成甜粥可加糖20公克，但需將糙米改為20公克。
4. 喜歡喝流質的朋友，也可以用果汁機攪打喔！

 營養師小叮嚀　　要強化自己減重的動機，建議可經常照鏡子，尤其可利用洗澡沐浴時，觀察自己發胖的部位與程度；或將喜愛的、尺寸小一號的衣服掛在房間激勵自己，可以幫助你更堅定瘦下來的意志喔！

Day 7
高纖黃豆飯糰

材料

五穀米30公克

黃豆10公克

海苔1片

調味料

飯島香鬆少許

作法

1. 五穀米、黃豆均洗淨，泡水4小時，瀝乾，倒入鍋中加1.2倍水量，放入電鍋煮熟。

2. 黃豆五穀飯待稍涼，捏成飯糰，撒上調味料，裹上海苔片即可。

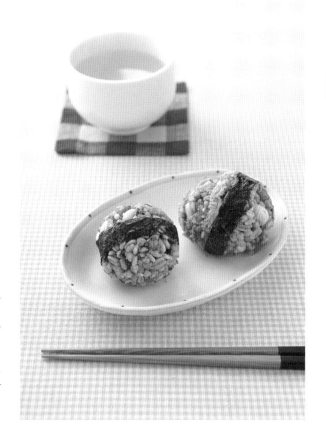

烹調 Tips：

這一個飯糰的內容組合很能帶來飽足感，需要飲品搭配的話，記得選擇不含糖的花草茶或綠茶喔！

今日點心

餐間肚子有點餓時，可飲用一杯黑木耳（白木耳）露。將15公克已泡軟的黑木耳加適量水煮滾，入果汁機打勻，加入黑糖15公克拌勻即可；或可選市售黑木耳露飲品一罐（熱量必須在80大卡以內，且經過比較纖維含量較高者為佳）。

營養師小叮嚀　自我覺察你是「真的肚子餓」、「純粹嘴饞」、「無聊」還是「一感到有壓力」而想吃東西的做法，可以幫助你檢視並修正錯誤的飲食，減少「不小心多吃」伴隨來的熱量。

絕對飽足的清腸午餐提案

Day 1
什錦炊飯

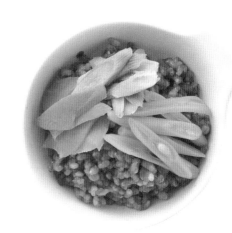

材料

胡蘿蔔、四季豆、牛蒡各20公克

糙米30公克

調味料

味醂1大匙

日式柴魚醬油1大匙

作法

1. 四季豆撕除老筋、洗淨，斜切成小段；胡蘿蔔與牛蒡均洗淨，削皮、斜切成小片。

2. 糙米洗淨，泡水2～4小時（或是手摸起來有泡軟的感覺，因為每家糙米碾磨的程度不同），瀝乾。

3. 將上述食材一起放入電鍋，倒入1.2～1.5倍水與調味料，待電鍋開關跳起，再燜10分鐘即可。

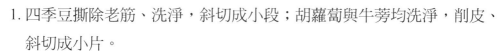

烹調 Tips：

蔬菜種類可依據時令自行變換，也可多加份量，但米的重量需固定不變。

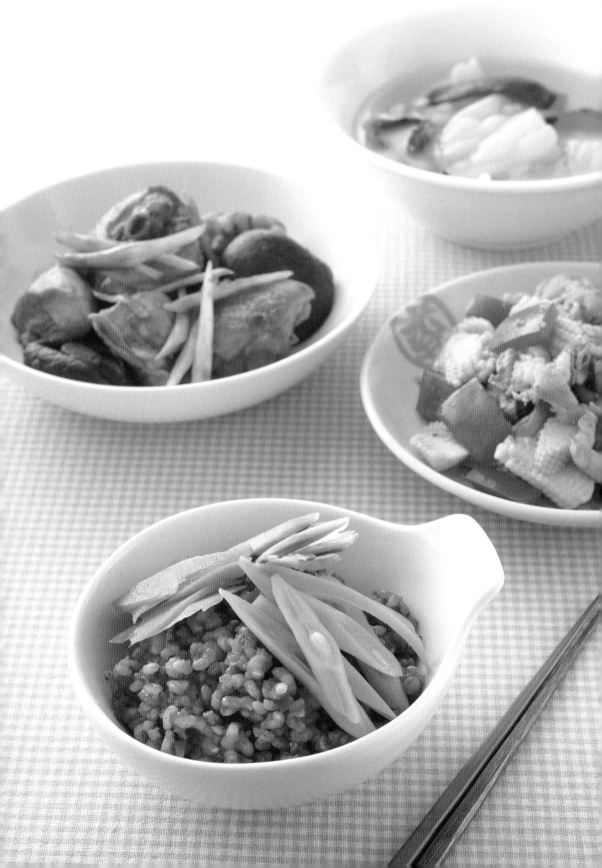

香菇滷雞腿

材料

帶骨雞腿1/3隻（約100公克）

乾香菇5朵

蔥15公克

薑絲5公克

調味料

醬油、糖各1小匙

米酒30c.c.

作法

1. 材料均洗淨；蔥切段；雞腿肉切塊，放入滾水汆燙；乾香菇泡水至
　 軟。

2. 熱鍋，倒少許油爆香薑絲、蔥段，放入雞腿塊拌炒，再加調味料以中
　 小火拌燒至熟，略為收汁即可。

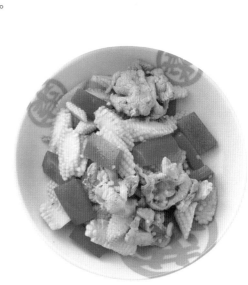

玉米筍炒肉片

材料

玉米筍6根

豬里肌肉15公克

紅椒20公克

醃料

醬油、太白粉各1小匙

米酒1/2大匙

調味料

橄欖油1小匙

鹽1/2小匙

作法

1. 玉米筍洗淨，斜切成小段；紅椒切小片；豬里肌切片，加醃料拌勻、醃漬10分鐘。

2. 玉米筍及紅椒放入滾水氽燙，撈起。

3. 鍋中倒入橄欖油加熱，放入肉片炒熟，再加玉米筍、紅椒及鹽拌炒均勻。

苦瓜木耳湯

材料

苦瓜1/4條

乾黑木耳1/4朵

雞骨高湯塊1塊

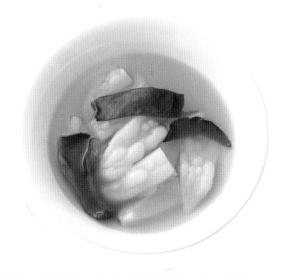

調味料

鹽1/4小匙

作法

1. 苦瓜洗淨，去籽、切塊；乾黑木耳洗淨，加水略為泡軟，切小片。

2. 所有材料放入電鍋內鍋，加入適量水，外鍋加1杯水。

3. 待開關跳起後，加鹽調味即可。

> **烹調 Tips：**
>
> 1. 苦瓜亦可以冬瓜、扁蒲或大黃瓜……等同種類蔬菜代換。
> 2. 減重時可多善用黑、白木耳入菜，例如晚餐沒吃主食的人，以黑木耳、雞肉、薑片、少許酒，加水淹過入電鍋燉煮，起鍋時再加點鹽，這樣一小鍋黑木耳雞湯，對減重很有幫助哦！

營養師小叮嚀　下午感到有點飢餓或嘴饞時，千萬不要跟著同事一起點下午茶吃，準備幾根燙過的西芹、胡蘿蔔，或是一小把毛豆，邊啃邊嚼就能滿足你的慾望，更不必擔心帶來可怕熱量唷！

Day 2
薑黃飯

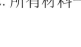

薑黃粉1小匙

糙米40公克

作法

1. 糙米洗淨，加水浸泡2～4小時。

2. 所有材料一起放入電鍋，外鍋加1杯水至開關跳起即可。

烹調 Tips：

薑黃粉不具熱量，還有促進代謝的好處，烹調時可多利用它的天然香氣為料理增香。

蔥燒蘑菇雞

材料

帶骨、帶皮雞腿塊約100公克

紅蘿蔔40公克

蘑菇4朵

洋蔥1小塊

蔥1支

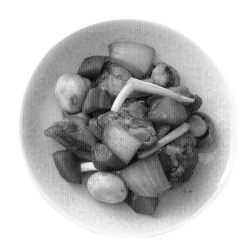

調味料

醬油、糖各1小匙

米酒30c.c.

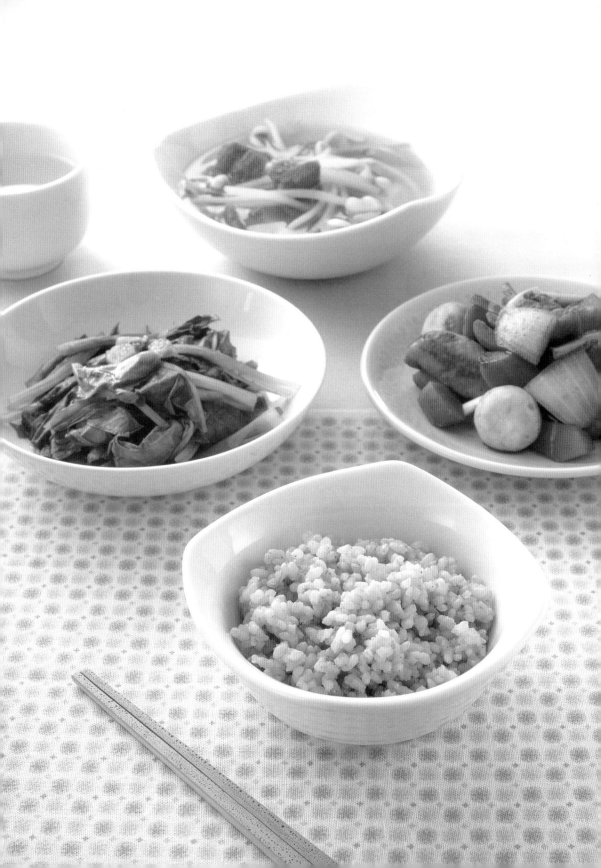

作法

1. 材料均洗淨；蔥切段；紅蘿蔔去皮、切塊；洋蔥切小片。

2. 乾鍋燒熱，皮面朝下放入雞腿逼出油脂，雞塊撈起備用。

3. 利用鍋中雞油，爆香蔥段，再放入雞塊、各式蔬菜拌炒，加調味料以中小火燒至收汁即可。

烹調 Tips：

動物皮含有許多脂肪，是熱量的大寶庫，食用時務必去皮。

蒜茸拌A菜

材料

A菜80公克

大蒜2顆

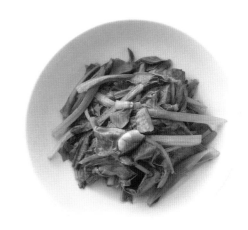

調味料

蠔油2小匙

作法

1. A菜洗淨，切小段備用。

2. 鍋中倒水煮滾，放入空心菜煮熟，撈起盛盤。

3. 大蒜去皮、拍碎，加入蠔油混合均勻，淋在作法2.上即可。

番茄豆芽湯

材料

番茄1顆

黃豆芽30公克

調味料

鹽少許

作法

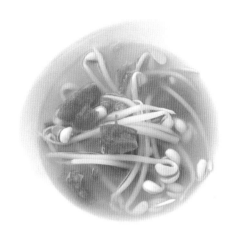

1. 所有材料洗淨；番茄去蒂、切
   小塊；黃豆芽挑除尾端根鬚備
   用。
2. 鍋中倒適量水煮滾，加入番茄
   煮軟，再加黃豆芽煮熟，起鍋
   前加鹽調勻。

營養師
小叮嚀　即使是必須久坐辦公室的上班族，還是要盡量找時間活動喔！
　　　　與其用線上talk的方式，不如直接起身找同事談話；利用講電話
時站起來活動筋骨；在桌上放兩三個水杯，當必須喝水、加水時，便能增加
起來走動的機會。

Day 3
薏仁飯

材料

薏仁、糙米各20公克

作法

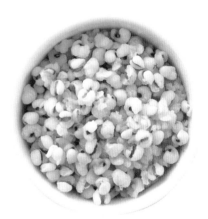

1. 糙米與薏仁洗淨,加水浸泡4小時。

2. 所有食材一起放入電鍋,加入1.2倍水量,待電鍋開關跳起、略燜20分鐘即可。

鹽烤魚下巴

材料

魚下巴1片

調味料

檸檬鹽少許

作法

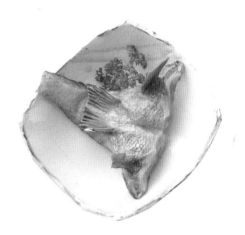

鮭魚下巴洗淨,擦乾水分,放入烤箱烤熟,最後灑上檸檬鹽即可。

烹調 Tips:

魚下巴也可改成中小型香魚1條、肉魚一條。

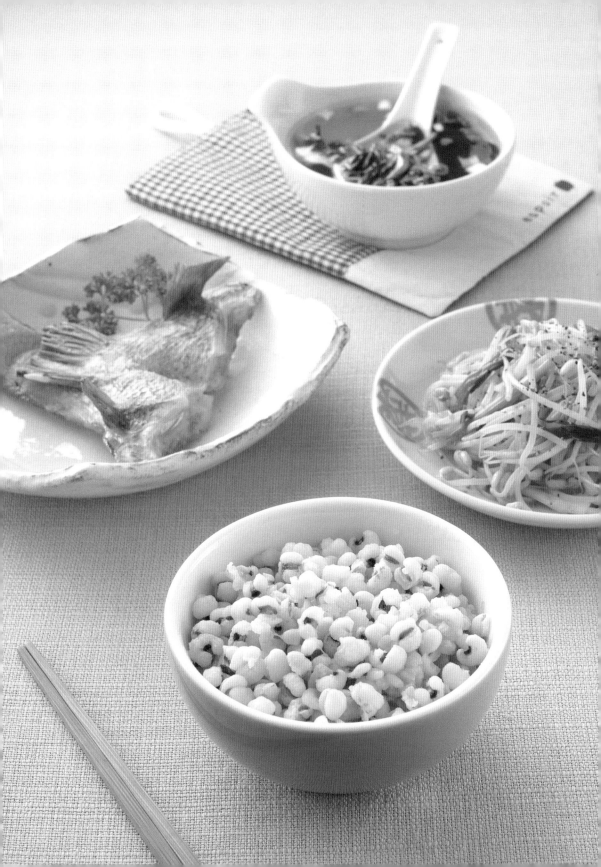

醋炒豆芽

材料

韭菜10公克

綠豆芽70公克

大蒜2瓣

調味料

花生油1小匙

鹽1/6小匙

黑胡椒粉少許

白醋1大匙

作法

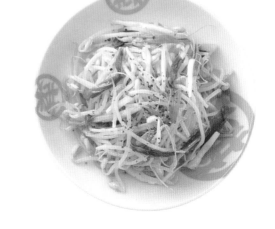

1. 材料洗淨；韭菜切小段；大蒜去皮、切小片。

2. 鍋中加花生油爆香蒜片，加韭菜、綠豆芽及少許水燜煮至熟，最後其他調味料炒勻即可。

海味小魚湯

材料

小魚乾5公克

蔥1支

紫菜少許

調味料

鹽1/6小匙

麻油少許

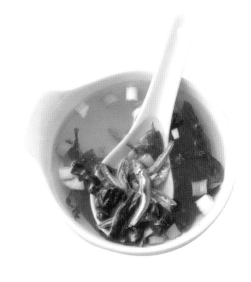

作法

1. 蔥洗淨，切末；小魚乾漂洗乾淨。

2. 鍋中倒適量水煮滾，放入小魚乾及紫菜再次煮沸，起鍋前加入調味
　 料、撒上蔥花即可。

營養師
小叮嚀　用餐時間一到，就要馬上離開辦公桌、沙發、房間，到固定的
　　　 位置或地方用餐，例如員工餐廳、餐館或餐桌上，不要對著電
腦或書報、電視吃飯，與人邊聊天邊用餐也可以增加飽足的感覺。

Day 4
紅蘿蔔炊飯

材料

紅蘿蔔60公克

糙米40公克

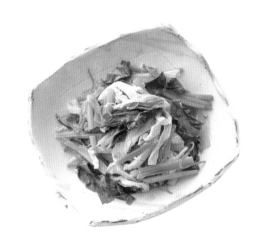

作法

1. 糙米洗淨，加水浸泡4小時；
   紅蘿蔔削皮、切小丁。

2. 所有食材一起放入電鍋，加入糙米的1.2倍水量，待電鍋開關跳起，
   略燜20分鐘即可。

芹菜炒豆包

材料

白豆包（未經油炸）1/2片

芹菜60公克

紅蘿蔔15公克

大蒜1瓣

調味料

芥花油1/2小匙

鹽1/4小匙

作法

1. 芹菜、紅蘿蔔均洗淨，切細絲（芹菜葉亦可炒食）；豆包切長條；大
   蒜去皮，切片備用。

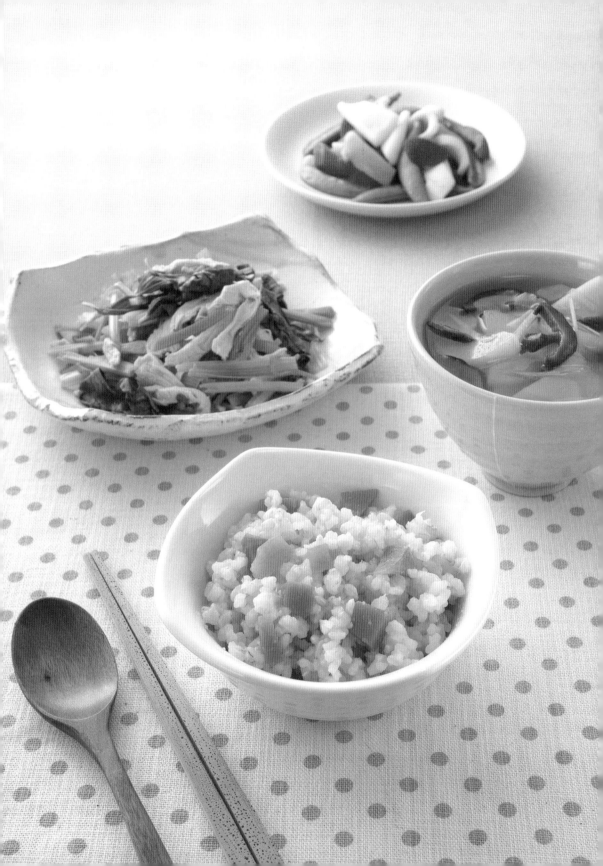

2. 鍋中倒油加熱爆香蒜片，加入芹菜、紅蘿蔔炒軟，再加豆包炒熟，起鍋加鹽炒勻即可。

甜豆莢炒花枝

材料

甜豆莢、花枝各40公克

黃椒、紅椒各10公克

薑3片

調味料

麻油、蠔油各1小匙

鹽1/6小匙

米酒1大匙

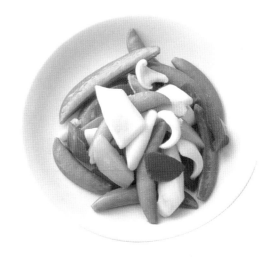

作法

1. 材料洗淨；花枝切小片；甜豆莢撕除老筋；黃椒、紅椒均切小片。
2. 麻油倒入鍋中燒熱，爆香薑片，加入各式蔬菜及少許水燜煮至八分熟，再加花枝、米酒與剩餘調味料快炒至熟即可。

> **烹調 Tips：**
>
> 材料中的花枝亦可改成其他種類的海鮮，如透抽、草蝦仁、鯛魚片……，但食材重量必須等量代換

黃瓜鮮筍湯

材料

竹筍100公克

大黃瓜50公克

乾香菇2朵

薑絲少許

調味料

鹽、白胡椒少許

作法

1. 大黃瓜洗淨，去皮，與竹筍均切片；乾香菇泡軟，切絲備用。

2. 竹筍、大黃瓜、香菇絲與薑片放入電鍋，倒入適量水，外鍋加1杯水。

3. 待開關跳起後，加調味料拌勻即可。

營養師小叮嚀　如果你每天上班超過10小時，且站立的時間不超過2小時，每週運動未達2～3天（每天半小時）的話，即屬於身材容易變形的久坐族。請試著先從每天走過一條街開始，慢慢增加活動量。

Day 5

紅豆糙米飯

材料

紅豆、糙米各20公克

作法

1. 紅豆、糙米浸泡4小時備用。
2. 將作法1及材料1.2倍的水量放入
   電鍋，煮至熟軟即可。

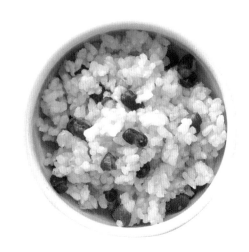

味噌魚片

材料

飛虎魚片80公克

味噌1大匙

蔥絲、紅辣椒絲少許

作法

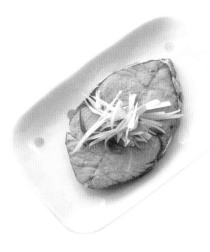

1. 魚片洗淨，擦乾水分，以味
   噌均勻抹醃15分鐘。或前一
   晚先放入冰箱醃，更入味。
2. 放入電鍋蒸熟，開關跳起撒上蔥絲、紅辣椒絲略燜30秒即可。

涼拌三絲

材料

蒟蒻絲100公克

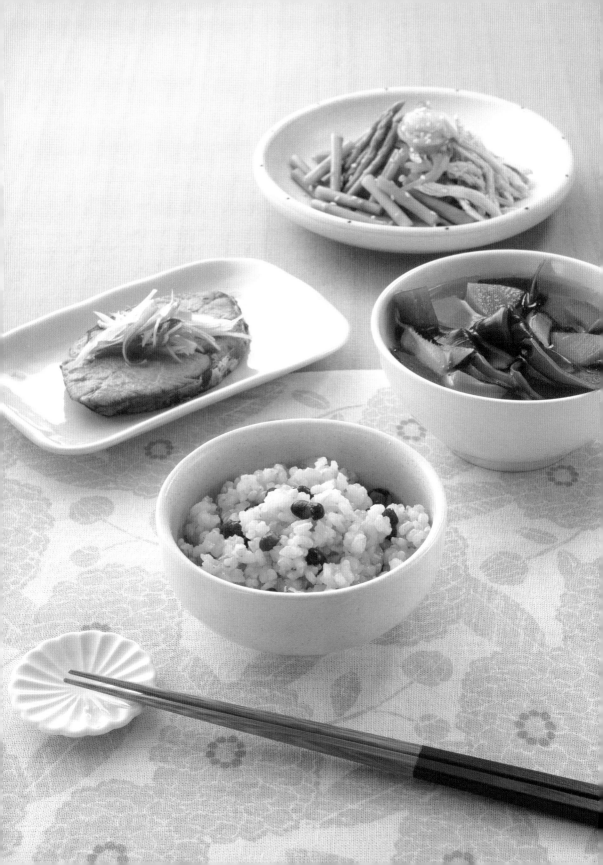

雞胸肉15公克

蘆筍30公克

熟白芝麻2公克

調味料

醬油少許

香油1/2小匙

白醋、蒜末1大匙

糖、鹽各1/4小匙

作法

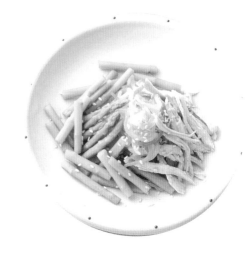

1. 蒟蒻絲以清水漂洗；蘆筍洗淨，切小段；雞胸肉蒸熟，待涼、剁成絲狀。

2. 鍋中加水煮滾，放入蒟蒻、蘆筍燙熟，撈起，以冷開水沖涼。

3. 所有材料加入調味料拌勻即可。

烹調 Tips：

涼拌菜常含有隱形的熱量，像是這道菜裡用來調味用的糖與醬油就帶有些許熱量，建議大家斟酌使用，但白醋與鹽則不具熱量。

紅蘿蔔燉海帶湯

材料

海帶結8朵

紅蘿蔔30公克

調味料

鹽少許

作法

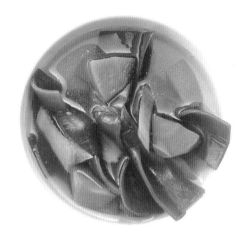

1. 海帶結洗淨，泡水2小時，再以
   清水沖淨；紅蘿蔔洗淨，去皮、
   切滾刀塊。
2. 鍋中倒適量水煮滾，放入紅蘿蔔
   及海帶煮軟，起鍋前加鹽調味即
   可。

**營養師
小叮嚀**　如果可能的話，在家開伙最好！要是不方便，通常我會建議超
過二十歲以上的人應有兩天在家吃飯，三十歲以上三天，四十
歲以上四天⋯⋯以此類推，盡可能減少外食以享受低熱量、高營養的健康
飲食，做為抗衰老的開始。

Day 6

五穀飯

材料

五穀米40公克

作法

五穀米清洗乾淨，浸泡2小時，放入
電鍋蒸煮至熟軟即可。

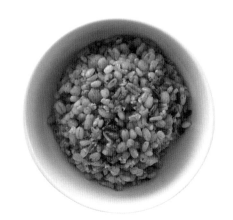

香烤土魠魚杏鮑菇

材料

土魠魚100公克

杏鮑菇1朵

調味料

鹽少許

作法

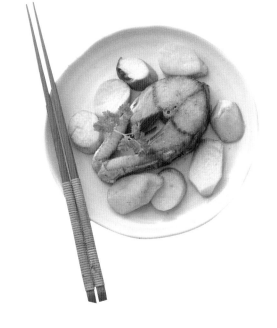

1. 土魠魚洗淨，擦乾水
   分，均勻抹鹽，放入底
   層塗少許油的烤盤中，
   入烤箱烤熟。

2. 杏鮑菇略洗淨，切薄片，待魚片將烤好時，一起放入烤箱烤軟，出爐
   時撒少許海鹽即可。

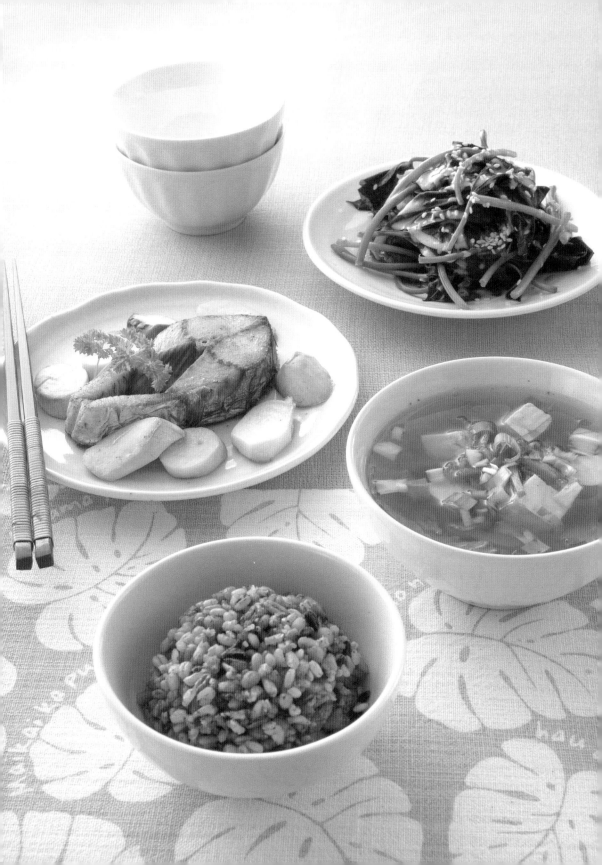

清燙地瓜葉

材料

地瓜葉80公克

調味料

芝麻醬10c.c.（加水與醬油調開）

作法

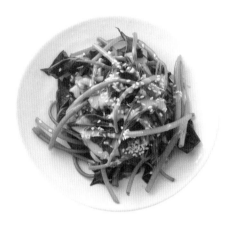

1. 地瓜葉洗淨，將菜梗及菜葉分開，菜梗切小段。

2. 鍋中倒水煮滾，放入地瓜葉燙熟，撈起盛盤，沾食芝麻醬即可。

泡菜豆腐湯

材料

韓式泡菜50公克

豆腐20公克

蔥花少許

作法

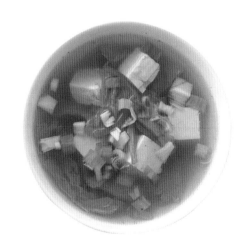

1. 泡菜切片；豆腐洗淨，切塊。

2. 鍋中倒適量水煮滾，加入泡菜與豆腐煮熟，起鍋前撒上蔥花即可。

烹調 Tips：

韓式泡菜屬天然發酵物，對調整腸胃功能有益，可多多運用，亦可用來炒肉絲、牛肉片，肉類份量均取30公克用即可。

很多女性朋友為了減重，經常出現營養失調及亂經狀況，因此減重時非但不可只吃單一食物，而且種類必須多樣化。從六大類食物中聰明選擇，讓每一餐都含有碳水化合物、脂肪蛋白質及各種營養，才能瘦得健康又漂亮！

Day 7
番薯飯
材料

糙米20公克

番薯70公克

作法

1. 糙米洗淨，泡水2小時；番薯去
   皮、切塊。

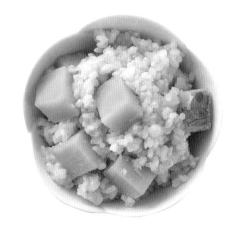

2. 糙米與地瓜放入電鍋，加糙米的1.2倍水量煮熟即可。

涼拌蘆筍鮮蝦
材料

蘆筍50公克

蝦仁4隻

紅椒、黃椒各15公克

大蒜1瓣

調味料

芝麻油1/2小匙

鹽1/4小匙

烏醋少許

作法

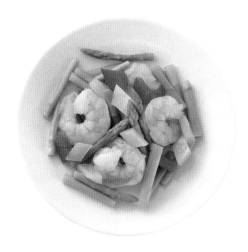

1. 所有材料清洗乾淨；蘆筍切斜小片；紅椒、黃椒切菱形片；蝦仁挑除
   腸泥。以上全部放入滾水燙熟，撈起。

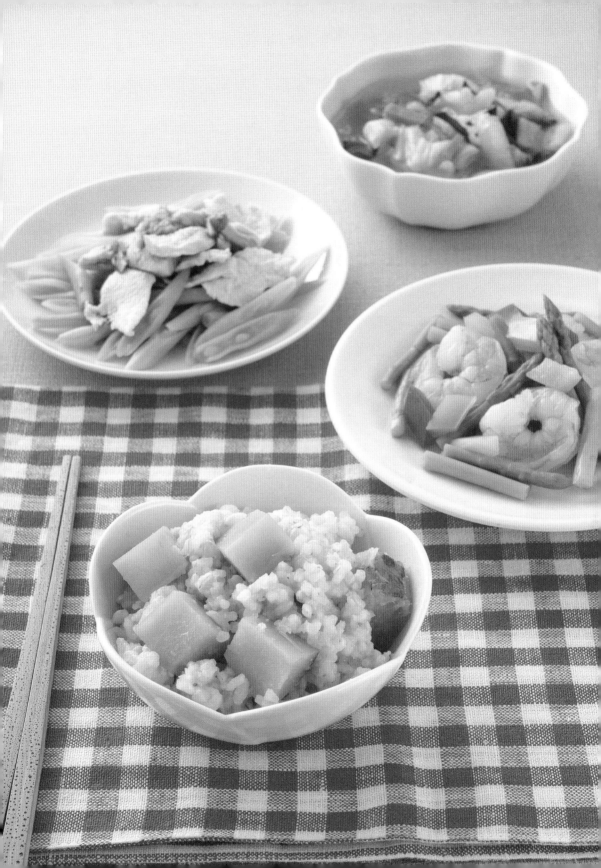

2. 大蒜去皮、切末，加調味料拌勻，放入作法1.中攪拌均勻即可。

四季豆拌雞片

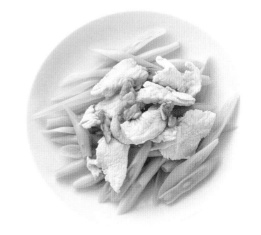

材料

四季豆50公克

雞胸肉30公克

大蒜1瓣

調味料

花生油1/2小匙

鹽1/4小匙

蠔油少許

作法

1. 材料洗淨；四季豆撕除老筋，斜切片；雞胸肉順紋切片。分別放入滾水煮熟，撈起盛盤。

2. 大蒜去皮、拍碎，加入調味料拌勻，淋在作法1.上即可。

烹調 Tips：

加油拌炒的方式，油量很容易就不小心過量了，而且高溫烹調易產生糖化終端產物，導致體內產生發炎反應，更容易刺激肥胖增生。將食材汆燙後再加少許調味做成拌菜，既健康又有助減重！

酸白菜湯

材料

酸白菜1片（量多亦可）

黑木耳1小朵

紅蘿蔔10公克

調味料

因酸醋多有鹹味可斟酌使用鹽量

作法

1. 酸白菜切絲；黑木耳洗淨，紅蘿蔔去皮，均切絲。

2. 鍋中加適量水煮滾，加入所有食材煮熟，起鍋前加鹽調味即可。

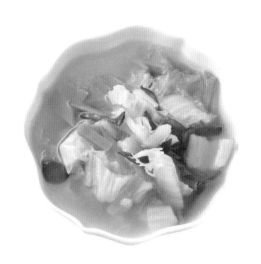

營養師小叮嚀　進行減重計畫前先想想自己為什麼要減肥並寫下來，清楚的動機可以幫助你有更好的毅力。比方說，想穿下更時尚的服裝（小一號的牛仔褲）、想改善健康（體脂肪希望降到……），並將目標貼在隨時看得到的地方，時時強化自己的動機。

享瘦不必挨餓的晚餐提案

Day 1
南瓜飯

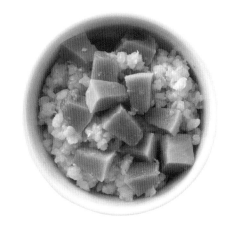

材料

帶皮南瓜50公克

糙米20公克

作法

1. 南瓜洗淨，切塊；糙米洗淨，浸
   泡4小時。

2. 上述食材一起放入電鍋，加入糙米1.2倍水量，煮至電鍋開關跳起即
   可。

絲瓜蒸石斑

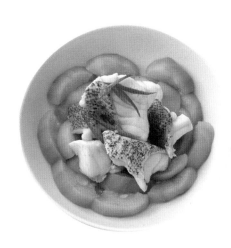

材料

石斑魚（含魚骨）100公克

絲瓜（含皮）150公克

調味料

香油數滴

鹽少許

作法

1. 石斑魚洗淨，切片；絲瓜去皮、切小片。

2. 絲瓜、石斑魚片擺盤，放入電鍋，外鍋加1杯水至電鍋開關跳起，即

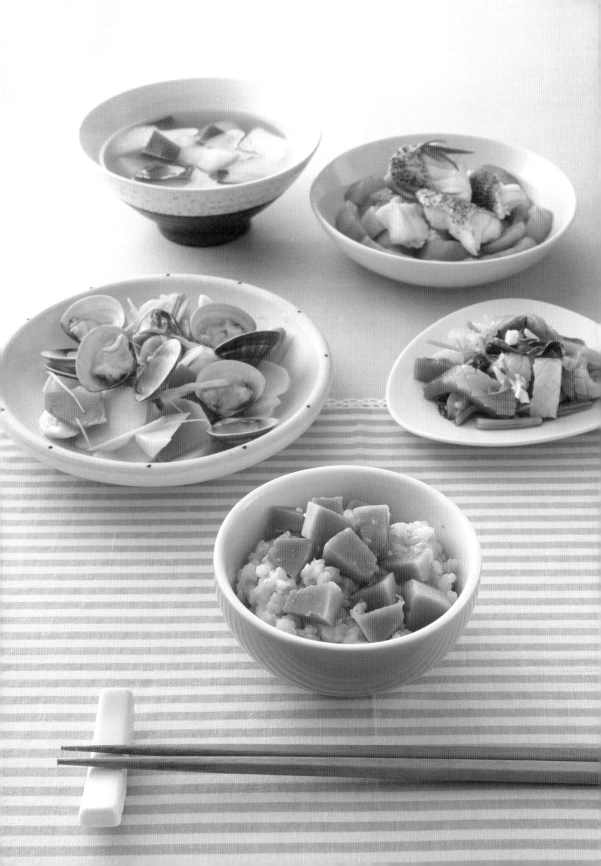

可取出，均勻撒上調味料。

芹菜香拌蒟蒻

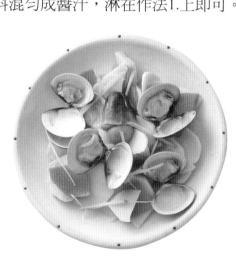

材料

蒟蒻40公克

芹菜1支

大蒜1瓣

調味料

白醋、醬油、香油各1/2大匙

白糖1/2小匙

作法

1. 蒟蒻、芹菜均洗淨，切小段，放入滾水汆燙，撈出盛盤。

2. 大蒜去皮、拍碎，加入所有調味料混勻成醬汁，淋在作法1.上即可。

草菇燴筍片

材料

草菇1朵

竹筍（帶殼）100公克

紅蘿蔔20公克

蛤蜊5顆

薑少許

調味料

鹽少許

麻油數滴

太白粉水適量

作法

1. 所有材料洗淨；草菇去蒂頭，頂部刻十字；竹筍去硬皮，切厚片；紅
蘿蔔去皮，切片；蛤蜊泡水吐沙；薑切絲。

2. 全部食材放入鍋中加少許水炒煮，以太白粉水勾芡，起鍋前加麻油及
鹽調味即可。

烹調 Tips：

料理中的蔬菜食材可依節令或個人喜好做變化，但蛤蜊的份量不可增減。亦可
將炒燴改成先燙再拌的作法，並將調味料中的太白粉水去除即可。

昆布蘿蔔湯

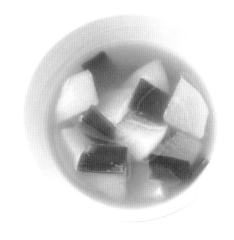

材料

白蘿蔔（帶皮）100公克

昆布5公克

薑絲少許

調味料

鹽少許

作法

1. 白蘿蔔洗淨，去皮、切塊；昆布用廚房紙巾略擦乾淨、加水泡軟，切

小片。

2. 將作法1及淹過材料的水放入電鍋內鍋，外鍋加1杯水煮至開關跳起，加鹽調味即可。

在感到最近壓力比較大，如面臨考試、工作忙碌、心情低落……等情況時，並不是進行積極、嚴苛減重計畫的好時機。在身心靈達到平衡的狀態下，較容易執行減重細節，成效會更好！

Day 2
海鮮拌麵

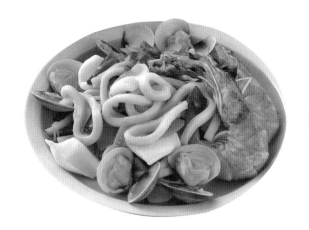

材料

芥藍菜50公克

芹菜30克

軟黑木耳10公克

帶殼甜蝦2隻

花枝40公克

蛤蜊6顆

胡蘿蔔20克

洋蔥1小塊

蒜片、蔥段少許

乾麵條50公克（熟麵條120公克）

調味料

麻油、黑醋各1小匙

蠔油1大匙

紅蔥末少許

作法

1. 海鮮及蔬菜材料洗淨；胡蘿蔔、黑木耳、芥藍菜均切小片；芹菜切小段；蛤蜊泡水吐沙；花枝切花再切片；甜蝦挑除腸泥。

2. 各種蔬菜、麵條、花枝分別入滾水煮熟、汆燙，撈起盛入碗中。

3. 所有調味料拌成醬汁，倒入作法2.拌勻即可。

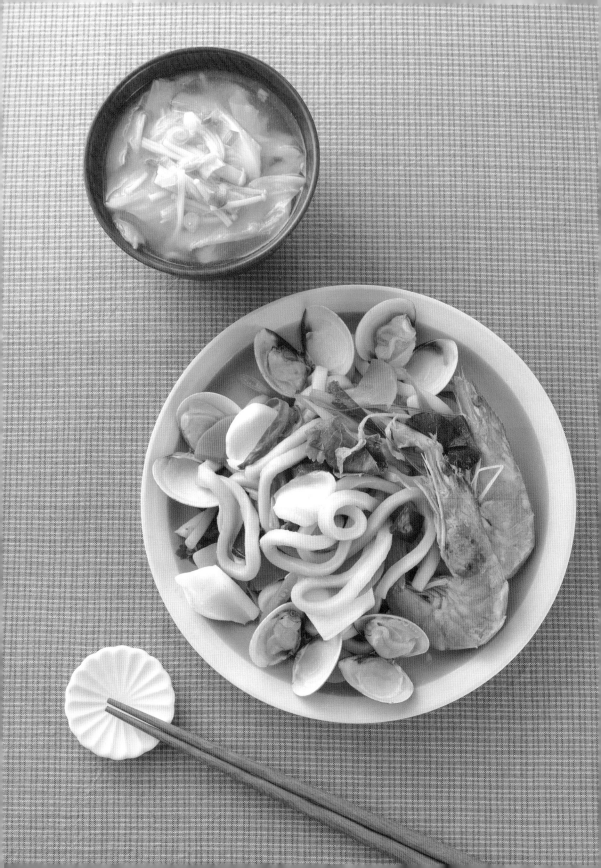

金菇味噌湯

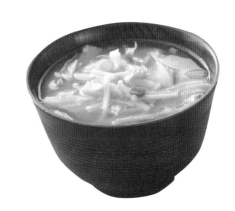

材料

金針菇1/2包

高麗菜60公克

薑絲少許

調味料

白味噌、紅味噌各2小匙

作法

1. 金針菇洗淨，切除根部再切小段；高麗菜剝開葉片、洗淨，切片。

2. 所有材料放入電鍋內鍋，倒適量水，外鍋加1杯水煮至開關跳起，加
   入調好的味噌拌勻即可。

 烹調食物時記得盡量減少油、糖、鹽、醬油等等調味料，善用
白胡椒、黑胡椒、蔥、薑、檸檬葉、迷迭香……香料入菜，便
可大大提升香氣與口感，也沒有熱量的負擔。

Day 3
鮮菇玉米雞湯

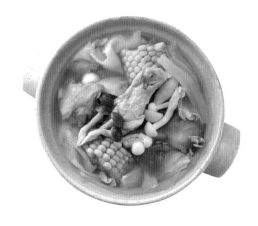

材料

黃玉米1根

番茄2顆

高麗菜100公克

柳松菇、美白菇、鴻喜菇、珊瑚菇

各30公克

帶骨雞腿200公克

調味料

鹽1/6小匙

作法

1. 柳松菇、美白菇、鴻喜菇、珊瑚菇、高麗菜均洗淨，撕成小片；玉米
   洗淨，切成4小段；番茄洗淨，去蒂、切小塊。

2. 帶骨雞腿切小塊，放入滾水汆燙，以冷水沖除雜質。

3. 所有材料及淹過材料的水，放入電鍋內鍋，外鍋加1杯水煮至開關跳
   起，加鹽拌勻即可。

> **烹調 Tips：**
>
> 這就是一道很典型的電鍋湯煮法，也可將黃玉米改成其他根莖類，如芋頭、山
> 藥、蓮藕、南瓜、菱角……，即可取代飯、麵作為主食。

 心理上的倦累不等於身體上的勞累，所以下班回到家後別一股
腦地坐著不動。能丟掉手上的遙控器最好，不行的話，那麼看
電視時也最好別坐著，而非等到廣告時才站起來活動。

154

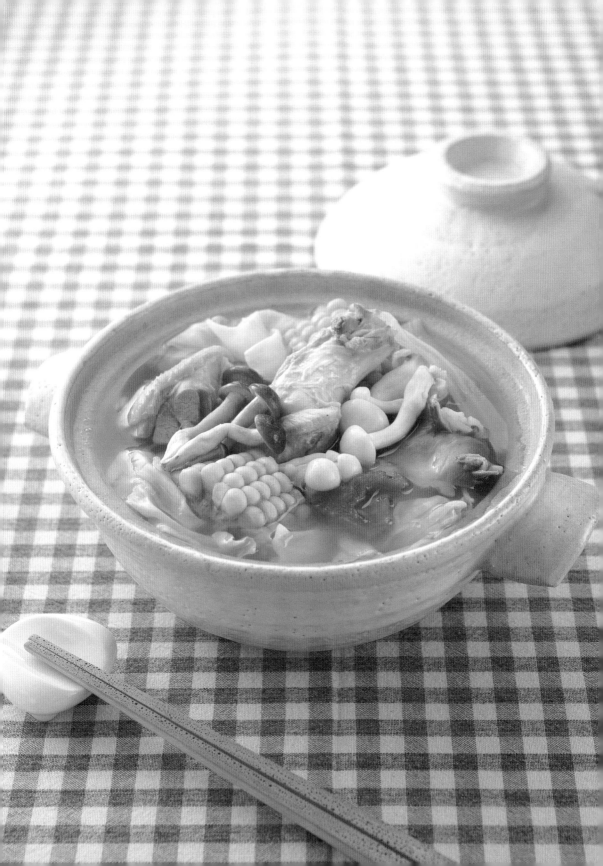

Day 4
三色豆飯

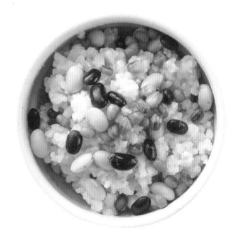

材料

黑豆、綠豆各5公克

紅豆10公克

糙米20公克

作法

1. 黑豆、紅豆、糙米洗淨，浸泡6
   小時；綠豆洗淨。
2. 作法1.及放入電鍋，加入材料的1.2倍水量煮至熟軟即可。

清蒸鮮蝦

材料

草蝦5尾

蔥絲、薑絲少許

作法

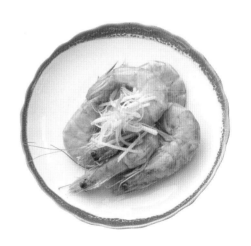

1. 草蝦洗淨，背部劃開一刀，挑
   除腸泥，盛入盤中。
2. 蔥薑絲撒在蝦上，入電鍋蒸熟
   即可。

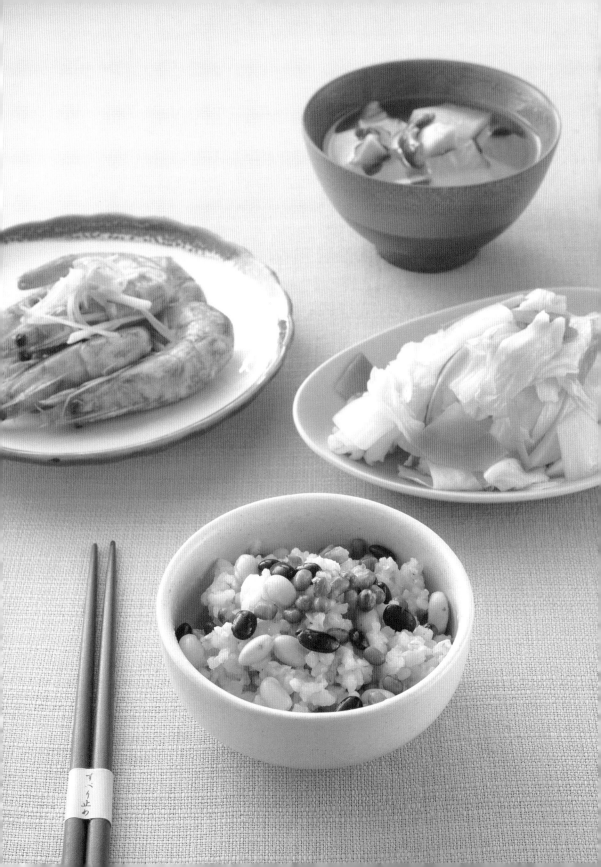

蒜香高麗菜

材料

高麗菜100公克

紅蘿蔔20公克

洋蔥1小塊

大蒜1瓣

蔥段少許

調味料

橄欖油1小匙

鹽1/4小匙

作法

1. 高麗菜、洋蔥剝開葉片、洗淨，紅蘿蔔去皮，均切片；蔥洗淨，切斜段；大蒜去皮，切薄片。

2. 鍋中倒入橄欖油，小火爆香蒜片、洋蔥、紅蘿蔔及蔥段，加入高麗菜及鹽，蓋上鍋蓋大火燜燒至入味即可。

薑絲鮮菇冬瓜湯

材料

冬瓜100公克

鮮香菇2朵

薑絲少許

調味料

鹽少許

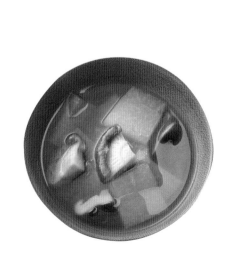

作法

1. 冬瓜洗淨,刮除囊籽、切薄片;鮮香菇洗淨,切小塊。

2. 所有材料加適量水放入電鍋,外鍋加1杯水煮至開關跳起,加調味料拌勻即可。

我通常並不反對客戶成功達到減重目標時,用一點喜愛的食物或購買新衣犒賞自己。但如果你是想與朋友聚餐飽食一頓作為鼓勵的話,建議頻率上還是要注意。重點是最好要先想一下今日約會的菜色,讓自己避免失焦、破功。

Day 5
菇菇飯

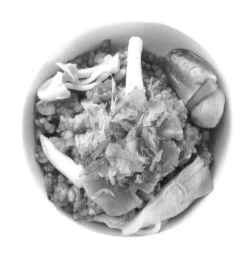

材料

秀珍菇、柳松菇、草菇各20公克

白米30公克

柴魚片1小匙

調味料

味醂、日式醬油各1小匙.

作法

1. 各種菇類洗淨，柳松菇切小段。

2. 白米洗淨，加等量水浸泡15分鐘，放入電鍋，加入調味料拌勻，鋪上
   菇類煮熟。

3. 開關跳起後撒入柴魚片，再燜10分鐘即可。

山藥炒肉片

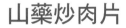

材料

山藥50公克

牛肉35公克

調味料

醬油、米酒、糖、橄欖油各1小匙

醃料：醬油、大蒜

作法

1.山藥洗淨，削皮、切斜片；枸杞加水泡軟。

2.牛肉切小片醃過，放入滾水略燙至變色，立即撈起。

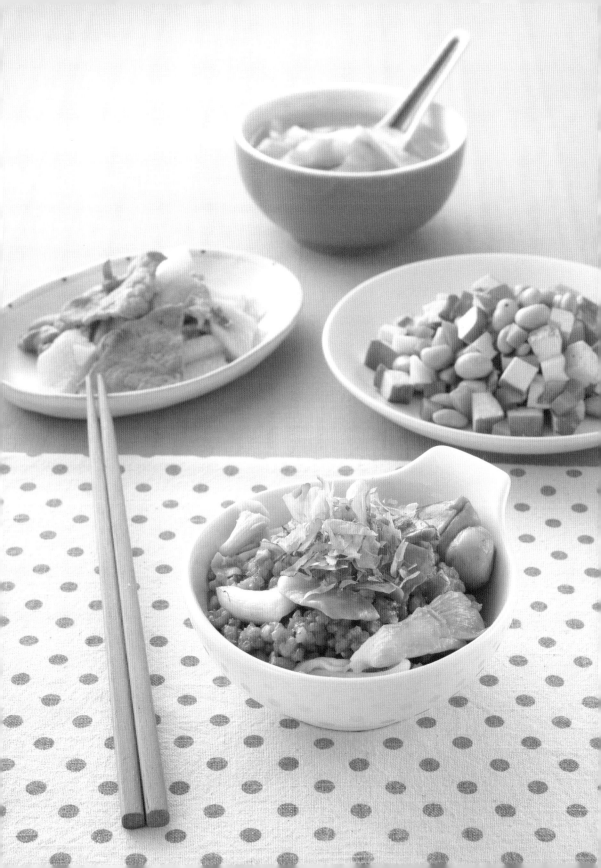

3. 鍋中倒橄欖油，加入其餘調味料及山藥片拌炒，再加牛肉片略炒一下
即可。

毛豆炒豆乾

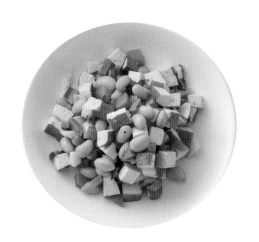

材料

五香豆乾1片

毛豆、紅蘿蔔各30克

竹筍40公克

鮮香菇1朵

蒜末、辣椒末少許

調味料

橄欖油1小匙

鹽少許

作法

1. 紅蘿蔔去皮、竹筍去筍殼、鮮香菇去蒂，均切丁；豆乾切小塊。

2. 毛豆、紅蘿蔔、竹筍均放入滾水煮熟，撈出、瀝乾。

3. 鍋中倒橄欖油爆香蒜末、辣椒末，加入其餘食材拌炒，起鍋前加鹽調
味炒勻即可。

絲瓜湯

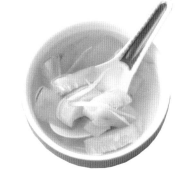

材料

絲瓜60公克

薑絲少許

調味料

鹽、白胡椒少許

作法

1. 絲瓜削皮、洗淨，切條狀。

2. 鍋中加適量水煮滾，加入薑絲及絲瓜煮軟，起鍋前加調味料即可。

　　「工欲善其事必先利其器」，善用手機APP功能，下載提醒喝水的軟體、計算跑步的軟體、計步器、飲食記錄……等軟體。其中有些軟體可上傳FB，某些軟體可達到同儕間相互比較競賽的作用，增加趣味，這些都更能幫助你早日達成瘦身目標！

Day 6

馬鈴薯沙拉

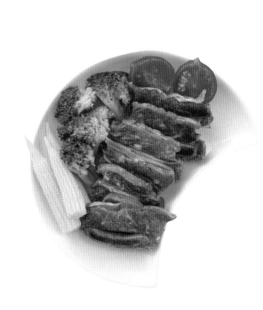

材料

馬鈴薯150公克

新鮮玉米粒30公克

小黃瓜、紅蘿蔔各20公克

調味料

美乃滋10c.c.

鹽、黑胡椒粉少許

作法

1. 馬鈴薯洗淨，去皮、切薄片，放入電鍋蒸熟，再以湯匙壓成泥狀。

2. 小黃瓜、紅蘿蔔切小丁，和玉米粒一起放入滾水燙煮，撈起。

3. 所有材料加入調味料拌勻即可。

烤牛排佐蔬菜拼盤

材料

帶骨牛小排100公克

綠花椰4小朵

玉米筍3根

小番茄2～5顆

調味料

海鹽少許

作法

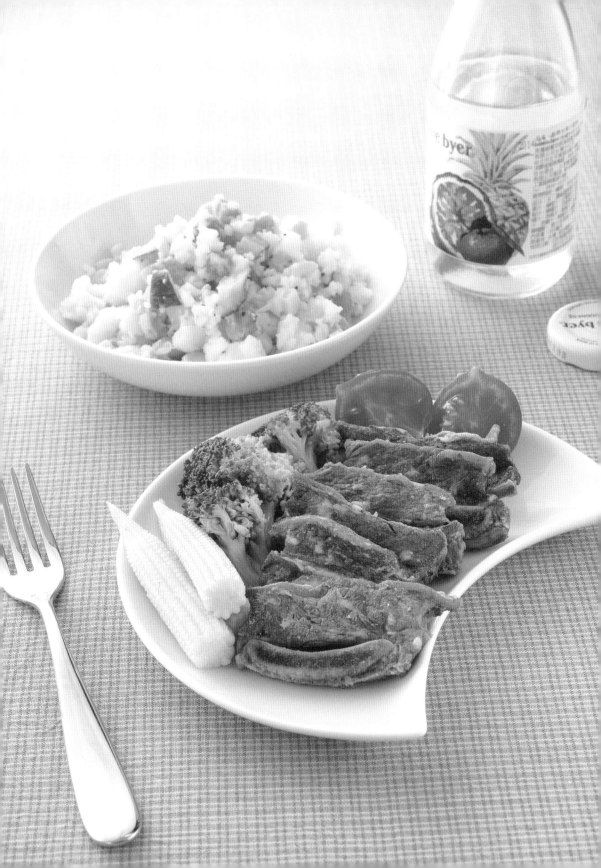

1. 所有材料洗淨；綠花椰削除較粗硬的外皮備用。

2. 鍋中加適量水煮滾，加少許鹽，放入綠花椰與玉米筍汆燙，撈起即可。

3. 烤盤底部抹上薄薄一層油，放入洗淨、擦乾的牛小排，入烤箱烤至七分熟，撒上海鹽即可。

4. 小番茄可與綠花椰、玉米筍一起盛盤，也可在牛排將烤好時放入烤箱略烤一下。

烹調 Tips：

今日晚餐沒有湯品，想來杯飲品的人可另加黑咖啡或無糖紅茶、綠茶一杯搭配。

 別以為把油品換成較健康的橄欖油，或把砂糖改以蜂蜜代替，就可以豪邁地吃下肚了唷！橄欖油的本質還是油，同份量的蜂蜜、蔗糖或果糖，提供的熱量跟一般砂糖也差不了多少。儘管成分較天然，吃多了還是會變胖。

Day 7
芝麻飯

材料

白米30公克

熟黑芝麻少許

作法

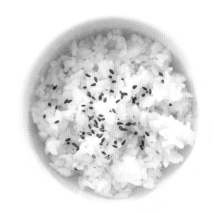

1. 白米洗淨，加等量水浸泡15分鐘，
   放入電鍋煮熟。
2. 黑芝麻磨成粉狀，食用前撒在白飯上即可。

牛蒡燉排骨

材料

牛蒡80公克

排骨塊120公克

調味：鹽、醬油適量

作法

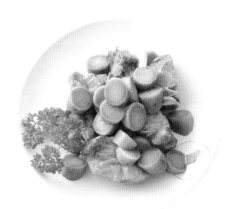

1. 牛蒡洗淨，削皮、切滾刀塊；排
   骨放入滾水汆燙，撈起，以冷水
   沖除雜質。
2. 牛蒡與排骨盛入盤中，放入電鍋，外鍋加一杯水蒸煮至開關跳起即
   可。

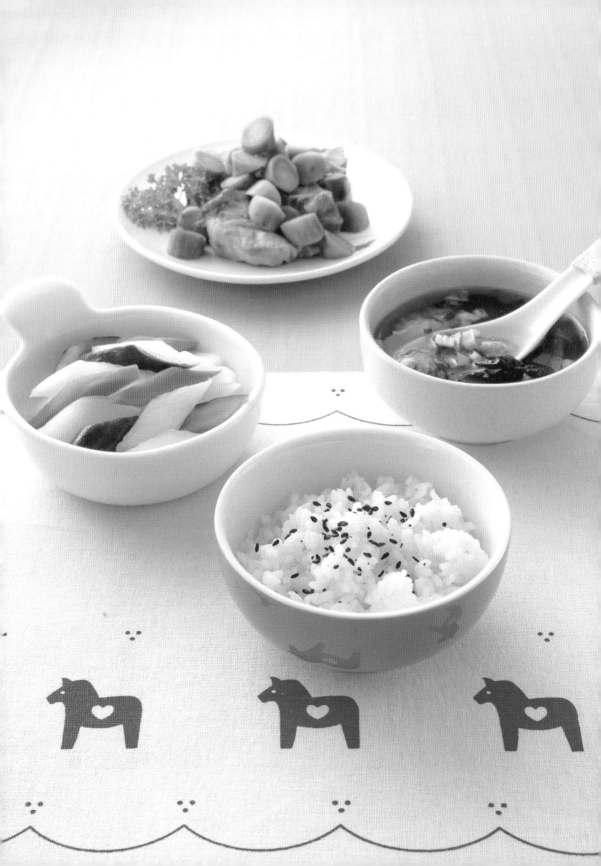

酸甜醃蘿蔔

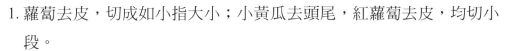

材料

白蘿蔔400公克

小黃瓜、紅蘿蔔各100公克

調味料

鹽1大匙

檸檬汁1大匙

白醋、砂糖各2大匙

作法

1. 蘿蔔去皮，切成如小指大小；小黃瓜去頭尾，紅蘿蔔去皮，均切小段。

2. 全部材料放入大碗中加鹽抓拌，醃漬20分鐘，以冷開水沖除多餘鹽分。

3. 其餘調味料拌勻，加入作法2.一同醃漬，入冰箱冷藏6小時至入味，用餐時盛一小碗食用即可。

紫菜牡蠣湯

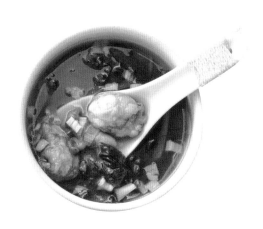

材料

紫菜1/2片

牡蠣（蚵仔）3顆

蔥花、薑絲少許

調味料

鹽少許

作法

將黏在牡蠣表面的細殼挑除乾淨,以流動的清水輕輕抓洗2～3次。

鍋中倒適量水煮滾,放入薑絲、紫菜與牡蠣煮熟,起鍋前撒入蔥花即可。

 依照個人每天應攝取的目標,事先規劃好隔天或甚至下一個禮拜的飲食內容,包括吃什麼、是要自己帶便當或是買外食等等,可以確保你在飢餓時不會吃下不該吃的東西,例如披薩、炸雞漢堡或蛋糕……等。

學會飲食技巧，外食、聚餐也能瘦

在家開伙很容易控制份量與烹調方式，

但一到了餐廳，看到琳瑯滿目的餐點，

還有跟朋友聚餐的歡樂場合，嘴巴就是停不了，

該怎麼選、怎麼吃，才能讓減重不NG？

狀況大考驗！碰到這些用餐場合究竟該怎麼辦？

【狀況1】當朋友們說：「一起出來聚餐吧！」
你可以這樣做～

‧盡可能跟朋友們商量由自己挑選用餐的地點，避免選吃到飽的類型。並且在外出之前先喝點無糖豆漿或一根香蕉墊墊肚子，避免被餐廳歡樂的氣氛感染而出現大吃大喝的情況。

‧酒精類飲品基本上可以喝，但千萬不可在還沒吃正餐時就先喝酒，無論哪一種酒類都一樣。還有，一杯小酌就好，酒的熱量是很高的喔！

【狀況2】萬一餐廳只有提供套餐式的組合時……
你可以這樣做～

‧培養舌頭感受食物的原味！生菜沙拉或牛排料理上所淋的醬料，都擁有驚人的熱量，在點餐前提醒服務生把醬料另外盛入醬料碟或小碗裡。而且，不要以為看似清淡的醬料就沒關係而多用了，某些帶著酸味的醬料，會讓人忽略了油量與糖份，因此醬料還是少用為妙。學習讓你

的舌頭品嘗原味，另一個好處就是「原味才能展現出師傅的真功夫」，下次你就可以決定是否再光顧這間餐廳。

‧套餐是熱量的陷阱，套餐組合往往讓人感覺好划算，殊不知正餐外再加上麵包、沙拉、湯、甜點、咖啡飲品，熱量幾乎破千，達到一天需要的2/3攝取量。價錢似乎是有省到啦！但熱量卻沒一點沒省到，還要花更多的時間與金錢來減重。因此，想吃套餐時不妨和好朋友一起分享，或是只點主餐，除非有吸引人的單品再另外加點即可。

‧附餐飲料不要選已經加了奶精或鮮奶油的種類，例如拿鐵咖啡、摩卡咖啡、奶茶……，除非確定餐廳使用的是鮮奶，是低脂鮮奶的話更好。而黑咖啡、無糖花草茶、薄荷茶、綠茶也都是很好的選項喔！

‧不要有「沒吃完就是浪費」、「多吃一點才能回本」的心態，所以叩起來把桌上的食物都吃掉了！請記住「打包是一種美德」，份量太多的食物請服務生幫忙打包，既不浪費也不會把熱量一次囤積在自己身上。

【狀況3】下班剛好經過夜市，想來點美味小吃當晚餐時……

你可以這樣做～

夜市小吃每樣看起來都不太大，但熱量卻可都不低！每種小吃的平均熱量約在200～400大卡。倒也不用忍著不吃，但應先設定今天要品嘗的1～2種小吃即可。若想要多享受幾種小吃，挑選四、五樣與朋友、同事一起share，即可免除熱量破表的危機。

【狀況4】涼涼的天氣，好想吃熱呼呼的涮涮鍋時……

・點餐時請餐廳將所有菜盤上的加工品，如丸類、餃類、蟹肉棒、甜不辣……全都換成蔬菜；炸豆皮換或豆腐。

・沙茶醬、芝麻醬含有的熱量與脂肪都較高，盡量少用，也請別在醬料裡再打顆蛋黃進去。多運用蔥、香菜、醋、大蒜、辣椒……等辛香料增加風味。

・飲用火鍋湯底時，先將表面的浮油撈掉再喝。

【狀況5】到了午餐時刻，辦公室同事決定大家一起訂便當吃。你可以這樣做～

・避免選擇雞排、炸排骨、魚排……等油炸類主食，如果沒有其他以烤或滷料理的選擇，選吃炸雞腿或雞排，食用前把外皮去掉，也可減少油脂及熱量的攝取。

・通常便當裡的飯量一般而言份量都太多，可與食量較大的男生或同事分食，或是直接請廠商將飯量減半。

・店家所附贈的含糖飲料，就別喝了吧！

【狀況6】一到五的上班日，午、晚餐外食想吃得更高纖時……

你可以這樣做～

・在麵店或小吃店，除了主食外，另加一份燙青菜（一個人吃一份）增加膳食纖維攝取量，滷海帶、涼拌小黃瓜……等小菜也可以。

・在自助餐店時，選擇兩道全部都是蔬菜的料理，再加上兩道加

了蔬菜的葷食，代替純肉類，例如選紅蘿蔔炒蛋、韭黃炒肉絲、蘆筍蝦仁、玉米炒絞肉。

‧選擇吃素食餐館時，雖然會提供較多樣化的蔬菜、豆類及根莖類選擇，且大多數都有糙米飯、雜糧飯供應。但要小心素菜的用油量較多，盡量選滷、蒸或涼拌等低油烹調方式的菜色。

‧吃西式簡餐時，餐前麵包選擇全麥或雜糧製品，湯品點蔬菜湯或豆子湯。西餐的蔬菜量較少，附在主菜旁的紅蘿蔔、綠花椰、玉米筍……等配菜最好都吃完。

善用小心機，控制食慾so easy！

在進行減重飲食時，很多人其實無法克服的是自己的心理因素，比方說有人在焦慮、感到有壓力時會吃得比平常還多；或是本已打定主意要少吃，但一看到美食當前，馬上又想：「今天先吃吧，減肥明天再說！」

面對老是忍不住的嘴饞、想吃東西，這裡再教你運用一點小心思，減少欲望、降低體重！

吃飯時用餐盤裝起來

為了更精確掌握「食物份量」的概念，建議你改成用盤子盛裝飯菜，而且分成四部分，蔬菜占的面積最大，主食類略小一點，接著是水果，然後占比最小的是肉類、魚類等蛋白質。同樣是裝了滿滿一盤，從視覺上很有滿足的感覺，但實際的飲食量其實是比較均衡的。

另外要注意，不要選用太大或底部較深的盤子來裝食物，這樣食物份量看起來會顯得很少，視覺上就會產生「吃不飽」的印象。

　　而我在這些輔導的客戶身上也會接收到很有趣的反應：一般來說，我所設計的菜單，蔬菜佔的份量是比較多的。客戶剛開始都會說：「吃完後都覺得不太滿足，想再多吃點什麼耶！」可是等到他逐漸養成新的飲食習慣後，就會發現其實這樣的搭配是很有飽足感的，食量也會變得比以前更小。

123步驟，幫助你別再吃錯東西！

　　大多數人的肥胖問題，有時候不見得是因為吃太多，而是因為吃錯東西引起，吃東西前不妨跟著這樣做，用你的大腦進行三階段思考：

　　step 1－我是真的想要吃這樣食物嗎？

　　step 2－吃下後需要花多少時間才能消耗？

　　step 3－我真的要吃嗎？還是待會等肚子餓了再吃？

　　用以上三步驟來決定是否吃某種食物（特別是三餐外的點心、消夜……等），比一股腦地禁止自己吃，會有更好的執行力喔！

　　所以要理智思考前三餐要定時定量，才不會餓過頭無法思考。

Part

5

營養師，我有問題！
減肥最想知道的Q&A

　　無論是基於改善健康因素，或想要變美、變瘦，減重已然變成全民運動。但是，你確定用對方法了嗎？

　　在這一章節裡，蒐集了我在臨床上最常被問到的問題，以及似是而非的減重迷思，讓你減肥不傷身，成功瘦下來之後還能零復胖。

減重碰到停滯期該怎麼辦？

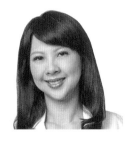

 相信很多人在實施減肥的過程中，都會發生當體重降到某一個程度時，「怎麼再也掉不下來」的停滯期。或者就像我大部分的客戶所說的：「一開始體重就像溜滑梯一樣往下降，最近磅秤指針卻一動也不動了！」

這是因為當你從一個體脂肪偏高、身形肥胖的狀態，藉由減少飲食量控制進到身體裡的熱量，或有人再加上運動來增加熱量輸出，在代謝變好的情形下，體重就可以看到很明顯的變化。但我們的身體有它特殊的保護機制與慣性，體重一下降到某種程度時，新陳代謝的速度也就跟著變慢了。

而我在臨床上觀察的結果是：一般大家減到自己的常態體重時，就會發生所謂的「遲滯期」。舉例來說，當某位客戶發胖到80公斤，然後減到72公斤就再也減不下來時，經過詢問會發現原來距離他最近、維持較久的體重就差不多是這個數字，因為此體重值正是他身體記憶較久的狀態。

不過，假如這還沒到達你理想且符合健康標準的體重時，千萬不要輕易放棄。想要再多甩掉一點體重，不外乎就是再將身體的基礎代謝率拉高，一方面增加能量消耗，同時減少熱量攝取，改變身體的記憶。

而飲食控制與運動仍是不二法門，比方說原來只靠飲食減重的人這

時候要再額外培養運動的習慣；已經兩種方法並進的人，則可以朝這兩個方向繼續努力，例如：

1. 調整運動

1）增加運動頻率，本來一週只做兩次運動改成一週四次；

2）或是以同樣的速度運動，本來一次40分鐘者增加至60分鐘；

3）或是原本30分鐘的路程，改用20分鐘完成，增加心跳速度；

4）或者改成不同的運動型態，散步的人改成健走甚至慢跑，游泳者換成健走，原本只做有氧運動的再另外加入無氧運動（肌力訓練）。變換不同種類的運動型態，這些都有助於身體適應以增加代謝。

5）運動時，我們希望能達到最大心跳率，因為這是最能消耗熱量的狀態，計算方式為（220-AGE）*75% = 每分鐘心跳速度

例如：某人28歲，運動時宜達到的心跳速度為（220-28）*.75=144（單位：心跳／每分鐘）。這樣的心跳速度對於40歲之前的人，稍微努力一下應該都能做到，但年滿40歲後則建議量力而為。

無論哪一個年齡層的人，從事運動後都要逐漸增加心跳，也就是增加運動強度。比方說，可先偵測自己平日走路時每分鐘的心跳值做為基礎，再逐步增加；當肌耐力慢慢加強後再增加心跳速度，否則很容易發生運動傷害。

並請記得：運動前要做暖身、運動後要做伸展，可避免運動傷害。書中在「便祕」章節中的運動亦可做為暖身及伸展使用，否則運動完反而引發膝蓋疼痛、足底筋膜炎（特別是扁平足者不宜以長時間走路當成運動），可是得不償失！如果已經超過半年以上沒運動的人，這一系列

由專業教練設計的運動也非常適合你重新開始，認真做也會有意想不到的運動效果。

2. 飲食

　　除了每天攝入的總熱量再減少以外（但絕不可低於800卡），也可以調整澱粉或蛋白質食物的份量。在沒有營養師指導的情況下，大家可藉著製作紀錄來觀察自己的變化。如果試了某種方式，比方說把主食澱粉類減量成一半、達兩週以上，體重還是沒有改變的話，那就表示你需要尋求營養師的協助了。

有氧vs.無氧運動

- 有氧運動：即所謂耐力型的運動，強度多半較低、從事時間較長，運動時呼吸和心跳都會加快。除了能加強心肺功能，還可以鍛鍊到小肌群、幫助脂肪燃燒。像是快走、騎室內腳踏車、游泳、跑步、舞蹈都是。
- 無氧運動：指的是在短時間內進行爆發性、高強度的動作，主要可以鍛鍊到大塊的肌肉群。對強化肌肉線條、雕塑曲線、加速新陳代謝有幫助。例如大家常聽到的肌力運動（重量訓練）、百米衝刺。因為能提升肌肉量，對於鬆弛型肥胖或局部肥胖有改善效果。

　　當你準備開始養成運動習慣，過去的觀念是先以有氧運動為主，之後再加進舉啞鈴、抬腿……等肌力運動。但現在反而會希望大家是先從肌力訓練（非指上述強度較高的無氧運動），如伸展操、瑜珈做起，先把肌耐力練好來，接著再逐步加入能消耗較多熱量的有氧運動。這樣一來，既能避免一下子積極從事運動所造成的傷害，也能看到脂肪逐漸被燃燒喔！

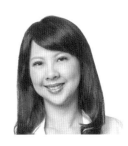

 減重要多吃蔬菜水果，所以
靠喝果汁也能瘦？

　　　　　這就要看你喝的果汁內容物是什麼，而份量是多少，同
時又是在什麼時候喝來決定了。

　　舉個例子來說，完全不加稀釋的純柳丁汁約2杯養樂多大小總共
200c.c.的量，其實需要用到至少4～6顆柳丁，而這已經超過一天所需的
水果量（減重期間，水果建議攝取1～2份即可）。又以市售西瓜汁或木
瓜牛奶來說，裡頭都加了為數不少的糖，一般100c.c.需要添加10公克的
糖，當你喝下500c.c加糖後的果汁，熱量瞬間多出200大卡，等於你必
須健走約一小時才能消耗掉。

　　如果說你喝了一小杯柳橙汁或不加糖的西瓜汁，最安全的熱量控制
辦法就是當天要再少吃半碗飯，並且今日不可再吃水果（因為一天的水
果額度已在果汁中用完）。也就是說，將果汁納入早餐或正餐中，是很
ok的，要是當作額外攝取的話，再怎麼樣喝果汁也不會瘦下來。更不必
為了迅速達到減重效果而以蔬果汁裹腹，每天的三餐還是必須滿足三大
營養素的需求。

　　假如你喝的果汁是蔬菜比例遠大於水果份量的果菜汁，那麼會是個
比較理想的選擇，因為蔬菜熱量是遠遠低於水果的。至於不喜歡蔬菜渣
口感的人，使用現在市面上熱賣的慢磨機，把成分留住、濾掉渣籽也是
選擇之一。（可選擇一些國內廠商的品牌機器，有些已經做到食物攪碎

的細緻程度不輸給外國廠商。）不過，這也意味你所能吃到的蔬果纖維變少了，對於腸道來講可不是個好消息。

還有一個迷思也必須加以釐清，很多外食族群以為喝下市售的所謂「濃縮還原果汁」或標示有「100%蔬果汁」字樣的產品，就能補充每天飲食中最缺乏的蔬果營養。事實上，這些飲品不但已經把原有的膳食纖維濾除殆盡，還含有高量的糖份，維生素也早已被破壞。蔬菜水果還是吃天然、未加工的最好。

【假如一天裡喝了以下果汁，你需要減少的主食量】

果汁品項	所用水果份數	熱量（kcal）	必須少吃這些……
綜合果汁 無糖、含水	2～3份	120～180	八分滿的飯
綜合果汁 糖50g、含水	2～3份	320～480	1.5碗的飯
香蕉牛奶 無糖、牛奶240c.c.	2份	240	八分滿的飯+1塊肉
香蕉牛奶 糖30g、牛奶240c.c.	2份	360	1.3碗飯+1塊肉
酪梨牛奶 糖30g、牛奶240c.c.，一般市售還會加布丁	（酪梨為油脂類）	460	1.3碗飯+2茶匙油

★一份水果約重120g，等同水果切塊後裝滿1個中式飯碗的量（製成的果汁份量為500c.c）。1塊肉約為撲克牌大小。

果乾可以取代水果嗎？

曾有位慢性病客戶在經過我幫她調整飲食，她自己也增加活動量後，體重漸漸下降，血糖也獲得不錯的控制。但有一陣子回診時卻又

胖回來，由於她的生活型態跟開始減重後都一樣，讓我們都百思不解她為何復胖。後來是她自己突然說：「營養師，妳上次教我煮的白木耳甜湯真的很不錯欸！但是加上龍眼乾以後會更好喝啦！」

這才知道我菜單上的低卡銀耳湯原來被加料了，而且還加了不少龍眼乾，結果當然熱量爆升、體重不降反升。用紅棗與白木耳燉湯原本是一道減重期很適合用來作為點心或湯品的選擇，但是當加了經過濃縮的龍眼乾後，那就不太恰當囉！

這就跟有些人以為吃水果乾當零嘴，比起吃巧克力棒或飲料來得更健康、因而一把抓的情況是一樣的。事實上，加工後的水果乾因為經過脫水程序，體積縮小，很多人一口接一口，當吃下跟新鮮水果一樣大小的份量之後，熱量早已超出許多。比方說，1小顆葡萄乾所含的果糖與熱量，跟原本1顆的新鮮葡萄幾乎相同；100公克的芒果乾熱量約330大卡，等重的新鮮芒果熱量僅53大卡。而且水果的體積大、食用時需要咀嚼較久，較能增加飽足感。

特別是有些水果乾往往還會另外加糖、不利減重；如果又添加漂白劑－亞硫酸鹽，在加工過程中會形成二氧化硫，若食入過量的二氧化硫，可能會造成呼吸困難、嘔吐、腹瀉……等腸胃症狀，特別是氣喘者對二氧化硫過敏、會有誘發氣喘的風險。品嚐之前請先閱讀食品標示，避開多餘的糖與食品添加物。

當你想以水果乾取代新鮮水果食用時，請思考一下這兩種不同型態的水果，糖份與熱量可是大大不同的！建議你還是偶爾把果乾當成小零嘴就好，而且每次只吃一小撮。

1碗飯（熱量280大卡）＝芒果乾9片＝黑棗梅14顆＝柿餅3個＝小紅棗40顆

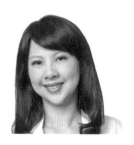

Q 假日睡到自然醒，換成只吃兩餐，可以變瘦嗎？

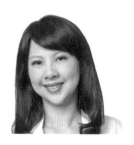

A 「一天只吃兩餐，因為少了一餐，所以不用計算熱量」的概念，絕對是不利於減重的。整體來說，我們還是看每個人一整天下來所攝取的總熱量會比較理想。假如你一天只吃兩餐，可是卻是澎派到不行的下午茶、豐盛大餐，熱量很有可能是破表的喔！更何況，大部分人一到了假日，就變成或坐或躺、不出門的生活型態，少了平常上班、上課的活動量後，其實更容易變胖。

尤其，以不吃早餐或午餐的方式減重，很容易因為餓過頭或心理感到不滿足，一天中兩餐的量反而會不知不覺吃得太多。若要採用只吃兩餐的作法，一般來說選擇吃早餐和午餐，比起吃午、晚這兩餐會更有幫助，因為脂肪非常容易在傍晚、夜間之後囤積在身上。

要特別一提的是，現代人很習慣起床後來個早午餐，或者在下午吃上一份輕食組合，認為比起三餐吃麵、飯的熱量要低，殊不知吃錯了，這些輕食組合可並不「輕」呢！例如：漢堡裡的加工肉品，其油脂與

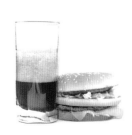

鈉含量都高（過多鈉會導致水腫）；所使用的美乃滋、蜂蜜芥茉醬……等醬料更是熱量的主要來源；再搭配一杯含糖飲料、汽水，以及洋芋片、薯條或小蛋糕，那麼一份漢堡套餐約一千多卡、已超過你一天熱量需求的一半了。

　　又以香香甜甜的法式吐司為例，這是把吐司片浸泡在含有極高糖份的牛奶蛋液裡，再利用油鍋煎熟的作法，熱量比起白吐司高出數倍以上；再加上炒蛋、熱狗、馬鈴薯泥、濃湯，盤邊可能還加了一大杓的番茄醬……，這樣的組合同樣也是超標！

　　近來很夯的下午茶－蜜糖吐司一份也有1200卡，這已經是我們進行減重的一日建議熱量了。所以不是不能吃，而是一定要多人一起分享，千萬不要輕忽所謂下午茶、點心的熱量喔！

　　習慣周末來份輕食早午餐的話，最恰當的吃法應該是：

1. 選擇雜糧、全麥或原味的麵包、吐司。

2. 肉片必須是「能看到型態」的真正肉品，如雞肉、豬肉片、牛肉片……。

3. 不淋醬料、不加起司片。

4. 如果有無糖飲料，請換成這種。至於附餐的洋芋片、薯條等點心，就請店家把它替換掉吧！

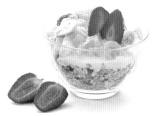

相撲選手飲食法

　　這是指相撲選手一日只吃兩餐，而每一餐的份量又超多的吃法。因為他們的兩餐之間間隔很久，所以就更有利於吃下去的營養素與熱量被吸收進去，達到增肥作用。

　　為了避免變成有如相撲選手體格，建議一日兩餐的吃法可以這樣做：

　　‧碰到假日中午吃喜酒的場合時：早上正常吃早餐，中午吃喜酒，但到了晚上就不再進食。若肚子餓可再吃一碗電鍋蔬菜湯，或茶

葉蛋一顆、或是水果一份、無糖豆漿500c.c.。

‧假日與朋友相約聚餐：盡量約中午而非晚餐，早點吃可以有較長的消耗時間，避免熱量囤積太多。

 為什麼我比別人容易胖？難道我是天生的胖子？

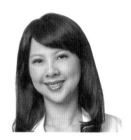

　「營養師，我以前也減了很多次啦，都沒成功啊！我覺得自己是那種連喝水都會胖的人耶！」

有些人會以「我們家的人都是胖子」、「我從小大到大都是這樣」來為自己瘦不下來的狀態做辯護。事實上，基因對體質的確有影響，但根據研究顯示，遺傳因素在肥胖上只佔了30%的比例，70%則是後天人為的結果。

我發現「胖子永遠都會少講一樣」，由於每個人在主觀認知上的不同，對自己食量大或小的判斷也會呈現極大的差異。比方說，我就碰過肥胖者及他的家人都講自己吃得並不多，但等到詳問飲食內容後，發現明明都吃得很多，早已遠超過一天所需的熱量了呢！或者有的家庭在飲食上總是偏高油、高糖、高熱量，家中也經常備有飲料、零食，但因為是從小養成的習慣，渾然不覺這就是讓自己和家人形成肥胖體質的元凶。

我建議大家用比較客觀的方式，最好是把每日飲食與活動內容紀錄

下來，為自己或生活在一起的家人做個小小的體檢，這樣你就知道自己是不是真的「天生就胖」的人了。

上面說「胖子永遠都會少講一樣」，反過來我在臨床上也經常碰到「瘦子往往多講一樣」，意思是說很多瘦的人都會認為自己吃太多。到底你需要減重嗎？一般我們會用BMI值及內臟肥胖數據評估。

「內臟肥胖」是罹患心血管疾病的警訊之一，意指腹部脂肪層的堆積，最明顯的表現就是腰圍的增加，當男性腰圍超過90公分、女性超過80公分即為醫學上所認定的「內臟型肥胖」。若要得知這些脂肪是否悄悄進駐到你的身體裡，除了用腰圍做檢測外，腹部超音波也可觀察是否有脂肪肝的現象，而脂肪肝可說是內臟肥胖的最典型代表。

根據衛生福利部國民健康署的建議，成人測量腰圍的方法為：

1. 除去腰部覆蓋衣物，輕鬆站立，雙手自然下垂。
2. 以皮尺繞過腰部，調整高度使能通過左右兩側腸骨上緣至肋骨下緣之中間點（如下頁圖），同時注意皮尺與地面保持水平，並緊貼而不擠壓皮膚。
3. 維持正常呼吸，於吐氣結束時，量取腰圍。

（皮尺置放於虛線處）

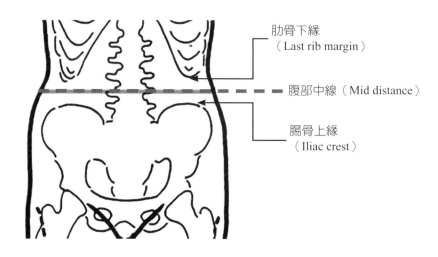

肋骨下緣
（Last rib margin）

腹部中線（Mid distance）

腸骨上緣
（Iliac crest）

　　但是，如果要得知體重是否合乎理想，最常使用的方式則是計算
BMI值（Body Mass Index，身體質量指數）：

BMI＝【體重（公斤）/身高的平方（公尺）】

BMI值	定義
18.5<=BMI<24	為健康體位
BMI<18.5	代表體重過輕
24<=BMI<27	代表體重過重
27 <= BMI < 30	代表輕度肥胖
30 <= BMI < 35	代表中度肥胖
BMI >= 35	代表重度肥胖

★資料來源：行政院衛生福利部國民健康署根據相關研究，於2002年所
　公布的臺灣成人肥胖標準。

運動後馬上吃東西一定會變胖，而空腹運動有助減肥？

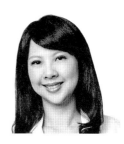

為了看到明顯的減肥效果，所以從開始運動前到運動結束之後，一路忍著飢腸轆轆、只能猛灌開水或運動飲料……。如果你還在這樣運動，那要趕快修正一下哦！

運動前：

先談空腹運動，一般來說，運動前若沒有明顯飢餓感，就不需額外進食。這樣一來，在身體血糖較低時運動，比起吃完後再運動，將可燃燒更多脂肪。可是，如果是在完全空腹時（有餓的感覺）來做運動，通常會因為沒力氣而很難把動作做到位，持久度也會變差，降低運動的效果；而且很容易在運動過程中想念食物、規畫自己在運動結束後要吃什麼，反而運動完立刻破功、吃更多。特別是血糖不穩定的人更要避免空腹狀態下運動，一不小心就會引發休克。

而刻意空腹運動，在經過長時間飢餓、加上熱量被消耗掉的情況下，有些人反而在運動後會吃下過量的東西。因此，大家不妨在微餓或不餓的狀況下做運動，也就是差不多在吃完飯後1.5～4個小時開始。

假如運動前30分鐘感覺挺餓的，建議你選擇以下食物其中一種來補充營養：

・麥片 4湯匙

189

· 全脂牛奶 240c.c.

· 蘋果一顆

· 香蕉一根

　　上列食物中所含的碳水化合物，可以讓你在攝取後轉化成肝醣並儲存到肌肉與肝臟內，成為最容易被使用的能量形式，在運動時身體才有充足的燃料做為供應，達到double瘦身的效果。

運動後：

　　至於運動前沒有飢餓感，等到運動後才餓的人，也並非真的完全都不能吃東西。雖然說我們運動的目的是為了加速代謝、甩掉多餘脂肪，但是一小份營養均衡的飲食，卻是可以讓能量迅速獲得恢復、修補肌肉組織的重要關鍵。

　　應該避免的是在運動完後馬上吃下含糖食物或運動飲料、蘇打水……，以大家運動中最常喝的運動飲料為例，1瓶就大約有162大卡的熱量，對想要減重的人來說並不適合。通常只有進行強度較高的運動，如打籃球、跑馬拉松、騎長程自行車的人才需要喝，一般人運時喝水就夠了。否則，熱量不但沒被消耗掉，還會減緩新陳代謝的速度。

　　單一性的碳水化合物，如含有大量糖分的餅乾、蛋糕、麵包，也是運動後不宜吃的NG食物，假如你在運動完吃下一個鳳梨酥，就等於還要再快走20圈小學操場38分鐘才能消耗掉；選擇吃一個紅豆麵包，必須再跳64分鐘的有氧舞蹈來避免脂肪儲存。另外，像是烤布丁、牛奶巧克力，或是豬血糕、水餃、刈包這些小吃，若是作為運動後的正餐倒是沒

關係，就怕吃完這個點心後晚一點又吃下一頓正餐，那就鐵定破功啦！

　　建議你運動後不妨補充一點蛋白質，從熱量方面而言，蛋白質提供的熱量比脂肪低，使血糖升高的速度也不像碳水化合物那麼快。而且優質的蛋白質──肉類、乳製品中普遍存在的共軛亞麻油酸，還有改變人體脂肪與肌肉比例的作用，可以降低身體儲藏脂肪的能力，增加肌肉合成量。

【運動完可以吃的OK食物】

　　·水煮毛豆（含豆莢）一碗

　　·電鍋湯

　　　（用約一個手掌心的蛋白質與不限量的蔬菜加水一同燉煮）

　　·滷蛋一顆

　　·豆漿一馬克杯大小（無糖的最好）

　　·生菜沙拉加適量蛋白質

　　　（如茶葉蛋或無糖豆漿；或選含有鮪魚、雞肉的沙拉）的輕食組

　　　合

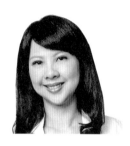

Q 為什麼好不容易減重成功，沒多久又胖回來了？

A 　　我們在臨床上最常見的快速減重方法，包括：使用不當藥物、單一食物減肥（如蘋果餐、蔬果餐、流質食物）、禁食⋯⋯等等，是會讓人很快瘦下來，但也會迅速肥回來的主要因素。

　　依賴節食、只吃某一類食物的減肥法，減掉的是少量脂肪，以及肌肉與水份，一開始的確好像變瘦了，可是當回到你平時的飲食狀態後，復胖也會很快而且回來的都是脂肪，甚至會比你減重之前還胖，下次要再減肥時就會發現變得更困難了！這就是所謂的溜溜球效應。要注意的是，節食者因為沒運動所以肌肉量不會增加，若是水份增回來就會變成水腫。

　　因此，在執行減重時千萬不要心急、貪心，一般能瘦5％～10％或是減到發胖前最常維持的體重，這樣比較容易成功，而每週減0.5～1公斤是比較合理的範圍。特別是患有新陳代謝症候群的人，在減重時將目標設定在「減少5～10%的體重」、「讓BMI值介於18.5～24的健康體位」即可，不需追求越瘦越好的狀態。若是有痛風病史者，減重時速度更不可過快，每週若大於1公斤，很容易造成尿酸增加、痛風再次發作！

　　至於想要好好控制體重的人，每天量體重是很基本的習慣，一旦發現不小心增加了0.2公斤後就要趕快想辦法再調整回來，否則五個0.2公

斤加起來就變成胖一公斤了。假設你很忙沒時間天天量，至少也要每週量一次，而且最好是在同一天，比方說你就設定在每個星期一量，而且都在早上量，這樣才有比較的基準。

　　事實上，要維持住理想體重，確實是會比減重本身更具難度的一件事。所以，建議每個人應養成一種「慢瘦」的生活型態，也就是選擇吃正確的食物、吃對方法來改變身體的組成，比起一味的求瘦，持續力會更好！基本上，我很推薦大家採用「先吃纖維食物、再吃蛋白質、最後吃澱粉類」的三步驟飲食法（可參考我上一本著作《吃對順序，七天一定瘦肚子》）。透過這種飲食方式，既可以吃到身體所需的營養、也能達到控制食量、減重的目的，當變成習慣後，自然也就養出易瘦體質了。

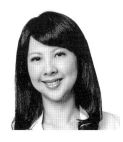

明明吃不多，為什麼還是瘦不下來？

　　　　　有可能你所使用的就是前面提過不恰當的減重方式，雖然吃得很少，可是卻也因此造成溜溜球效應，在短期減重後很快又復胖了。

　　還有一種我經常見到的現象：可能某些人主觀認為自己吃的份量並不多，但只要詳問內容都會發現並非如此。這也就是為什麼由營養師所開立的瘦身餐，在材料及份量上都必須維持恆定的緣故，有一個客觀的

量，才能精準計算進到你身體裡的熱量。

另外，也有人可能以為採取少量多餐的方式，就能減少食量與熱量，但要是吃錯了東西，熱量可會不降反升喔！舉個例子來說，很多標榜高纖維的全麥或雜糧點心、餅乾，為了讓口感更香酥，其實都添加了不少油脂，在健康的包裝下潛藏著高脂、高熱量的風險。假如你正餐刻意減少飯量，結果在下午時卻因為飢餓、嘴饞吃了好幾片餅乾，熱量可是勝過那斤斤計較的幾口飯喔，那當然就不會瘦了！

1/2碗飯＝140Kcal＝蔬菜蘇打餅乾約4～5片＝檸檬夾心酥約3片＝孔雀餅乾6片＝千層派3片＝蛋捲1.5根＝小林煎餅3.5片＝法蘭酥1.7片＝洋芋片25g（約半包）

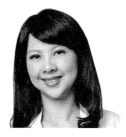

Q 想要有效減重，攝取的熱量越低越好？

A 錯！一天攝取的總熱量絕不可低於800卡，極低熱量且不均衡的飲食對健康有很大的危害，甚至會因為電解質不平衡，引發猝死。

我們身上的脂肪是經過一段長時間累積而來的，但大部分減肥的人都希望可以在極短時間內瘦下來，所以便會採取極端的飲食方法來控制熱量。一開始你可能會看到顯著的變化，然而當身體長期處在極低熱量供應的狀態下，沒多久就會啟動自我保護的機制，降低「基礎代謝率」

以維持人體基本運作所需的能量。

「基礎代謝率」是指在靜態下，人體維持生命需求的最低熱量，用來支持重要器官運作需要的熱量消耗。一旦基礎代謝率降低時，即使你這時候吃得再怎麼少，身體也會自己儲存熱量，體重就更不容易降下來了。

所以，我設計的減重菜單，除了講求營養均衡外，熱量也會控制在1200大卡左右，因為這是人就算一動也不動之下也必定需要的能量。至於要如何提高基礎代謝率呢？唯有運動、增加活動量，才是最有效的辦法。

我也強烈建議大家將BMI值維持在18〜24，年輕女生常常會想把自己瘦成紙片人、模特兒身材，但其實往往人在瘦到BMI19以下之後，腸胃功能不順、脹氣、便秘等等問題就可能開始來報到；至於BMI18以下或更低的，停經、落髮、皮膚乾燥、憂鬱……等也伴隨而來。雖然身材瘦了但外表不健康、心理不快樂，實在是得不償失。

 生菜沙拉熱量低，減重時可以多吃？

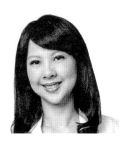

 這可不一定喔！以1個湯碗大小的凱薩沙拉為例，其實算一算就有相當於1〜1碗半的白飯熱量。當我這樣告訴那些還在以沙拉作為正餐的美眉時，大家都驚呼不可思議，到底這些熱量怎麼

來的呢？

　　別忘了這樣一大碗沙拉裡，除了熱量很低的生菜之外，還有為數不少的乳酪絲及加了奶油烘烤過的吐司邊，而最主要的來源則是淋在上頭的沙拉醬。如果我們以便利超商的凱薩沙拉醬來看，一小包45g就有180大卡的熱量，改用千島醬呢？熱量也是差不了多少；至於和風醬料及中華油醋醬，雖然熱量僅55〜65大卡，但其中的含鈉量高達520毫克，將近是成人每日鈉攝取建議量的1/4，而鈉過多將引起水腫胖。

　　想要成功變成型男、正妹，並不需要靠著一大盤生菜沙拉果腹，長期在空腹狀態下把它當作正餐，生冷又傷胃，特別是有胃潰瘍毛病的人，更不能這樣吃。建議在生菜沙拉中加進一些溫暖的食材，例如烤雞肉、汆燙牛肉片、堅果、馬鈴薯……等，或搭配麵包食用，當作早餐也很適合。胃不好的人可以加苦茶油代替淋醬，但一盤100公克（25卡）的青菜，建議油量為一湯匙（135卡），否則再加上其他配料，很容易不減反胖。

　　另外，再注意以下幾點食用方式，生菜沙拉才會變成你瘦身成功的好幫手：

　　・醬料以「1湯匙以內沙拉醬」或「醋加1茶匙橄欖油」為限，食用時最好用個小碟子裝起來，有需要再沾食即可。而且，別以為油醋醬比美乃滋來得健康，因此就肆無忌憚的淋在蔬菜上了。橄欖油的本質還是油，存在一定的熱量。

　　・如果是到餐廳點用套餐（含沙拉、湯、主食……）時，提醒店家沙拉裡不加乳酪絲，也不使用烤過的麵包邊、培根片、火腿。以免一餐飽食下來，都已經接近一整天所需的熱量了。

　　・光吃生菜不容易消化，且口感較單調，多利用各色蔬菜如甜椒、

洋蔥、小黃瓜、番茄、橄欖⋯⋯等搭配，風味營養更佳！

 我是甜食控，減重時真的都不能吃甜品嗎？

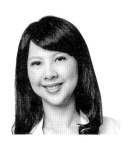

相信大部分的女性都抗拒不了甜食的誘惑，說老實話，包括我自己在內也是。雖然說，減重本身就是一件不容易的事，但如果要把自己餓得頭暈眼花、所有喜歡吃的食物都要丟到一旁，那倒也不必要。

甜食並非都不能吃，我比較傾向大家可以調整自己的食用頻率。假如你以前是天天吃，現在改成吃三天、五天；或是你本來就是偶爾才吃甜食的人，都在可接受範圍內。舉個例子，曾有一位客戶早晚都喝一杯拿鐵，以為加了牛奶的咖啡比較健康，但卻忽略了其中的牛奶與糖都含有熱量。當她將每天2杯拿鐵減少成1杯後，不到兩個月時間馬上又甩掉一公斤的贅肉。

以我自己為例，以前讀大學時學藝不精，對於奶精中的反式脂肪與過敏的危害不甚清楚，所以每天都要喝一杯珍珠奶茶。等到開始在醫院擔任營養師時，體重在理想範圍內，但高達30%的體脂率被前輩說：「你這樣怎麼說服病人？」因此開始我的減脂計畫（是減少脂肪，非體重）。但每次上完有氧運動課程後，公車站牌後就是搖搖杯飲料店，那時心中也很掙扎（公車怎麼都不來？好想喝一杯珍奶喔！），不過一想

到我的減重目標後立時清醒，從此慢慢減少飲用頻率。到現在我還是會喝它，但一個月絕不超過一次。喝的時候大多是遇到那天情緒超blue的時候。

所以說，如果你已經很長一陣子沒碰甜食、現在很想吃，即使減重尚未成功，那就吃吧！因為甜食其實是一種心理層面的安慰劑，不必過度苛求自己。尤其當你是採用短期的無澱粉飲食法時，體內會因為缺乏糖分而想吃點甜食，這是很正常的，不用感到罪惡。

不過，建議你還是要慎選甜食的種類，因為高精緻的醣類會讓你的血糖快速飆升得到滿足感，可是在胰島素大量分泌後，隔一段時間血糖會迅速下降，這時你又會忍不住再吃下什麼東西了。所以，與其喝市售的手搖杯飲料，把它改成綠豆湯、仙草或豆花會比較理想，或是以兩小塊花生糖、芝麻糖替代，這些點心還能供應其他營養，而不僅只是糖分而已。

 想瘦下來一定要天天運動嗎？沒時間上健身房該怎麼辦？

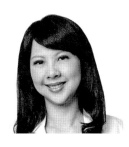

減少Intake（飲食攝入）、增加Output（能量消耗）是減重的不敗法則。不過，減重一定要規律運動嗎？在我多年幫助客戶控制體重的觀察經驗是：一週只上健身房大大揮汗一兩次的人，

比起每天都能有4～5小時活動量者，減重成效不一定會比較好唷！

　　因此，雖然養成每週三天以上、每次30分鐘的運動習慣固然很重要，但如果能減少久坐的靜態活動，例如：當需要從A地到B地辦事時以步行代替，並增加家務或日常事務的活動量，對減重其實也會有很不錯的效果。

　　譬如當你因為太忙、太疲倦、壓力過大、不想外出，或無法前往健身房、戶外運動的話，藉由打掃家裡、整理花園、用餐後走出門倒垃圾，或散步至超市購物、遛狗、自己洗車……，增加每天站起來動一動的機會。任何型態的活動都能幫助你消耗多一點能量，讓「多動少吃」變成一種與你相伴的生活習慣，便能維持體態不走樣。大家不妨帶個計步器計算一天的走路量，如果你一天步行不超過3000步，那就表示活動量真的很不夠喔！

　　拿我自己來說吧，回家還要扮演三個孩子的媽，要挪出額外運動的時間真的很難！雖然之前的瑜珈、游泳、有氧課程目前都暫停下來，但是我回到家後儘量不讓自己的屁股黏在椅子上，會跟孩子一起做做伸展運動，假日帶他們到操場、公園玩，或者從事露營、健行等等戶外運動；平日上下樓梯不搭電梯、手扶梯，上班時坐一陣子就會起身伸展或站著閱讀資料、打電話，或者是刻意走到茶水間倒水，增加飲水量也增加了之後上廁所、走路的機會。

　　另外，很多上班族為了要增加活動量，不搭電梯改走樓梯也是一個好方法。不過，要是身體有特殊狀況的人，就比較不建議把爬樓梯當作是運動了。像是體重超過80公斤或罹患退化性關節炎、心血管疾病者，樓梯上上下下的來回反而會加重身體的負擔，無形中將形成傷害。

　　而當你開始運動後，最好能一步步進階增加運動的時間與強度，達

到呼吸、心跳加快，有點喘、有點吃力並流汗的程度。也別忘了運動前要先進行暖身操，可以讓運動量與運動力度有更好的發揮。

 年齡越大、生過小孩，就很難減重成功了？

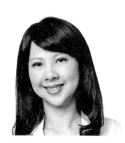

 一般而言，人體在三十歲過後的新陳代謝就開始逐年下降，同時又因為受到荷爾蒙及生長激素的分泌減少，導致身體肌肉量變少而脂肪卻是增加的狀態。所以，你會發現自己的飲食還是跟以前一樣，但是體重卻有往上攀升的趨勢。

更具體一點來說，在熱量攝取與體力消耗都沒改變的狀態下，人在三十歲時假設基礎代謝率為1410卡，接下來的每一天會下降約10～20卡，也就是說一年內會胖0.5～1公斤，累積十年後就會胖出五到十公斤的肥肉，等到這時才要把它給減下來可就得花上一番工夫了。

如果你原來就已經是很均衡健康、熱量也不高的飲食方式，此時不建議你再用少吃的方法來減肥，這樣反而會造成便秘或消化不良……等腸胃問題。人體需要基本的營養與熱量，控制飲食只能維持住你目前的基礎代謝率，只有再增加活動量、多運動，才能提高肌肉量、促進代謝力。

至於生產後的媽媽，一般哺乳者大約在六個月後便可瘦下來，因為哺乳確實是會消耗熱量的。哺乳期雖不必刻意減重，但高熱量的麻油

雞、油膩的燉品還是少量食用就好。通常在哺乳六個月後，還會比懷孕前多出3～5公斤的體重，不過，只要等到哺乳告一段落，三餐採用「蔬菜→蛋白質→澱粉」的三步驟飲食方式，避開肥胖地雷食物，很快便能瘦回小姐時的模樣了。相信我，生完三個小孩，然而我的體重還是和大學時代一樣喔！

國家圖書館出版品預行編目資料

好腸道，自然瘦：營養師教你日日養成
好瘦體質，不便秘、不復胖 /李婉萍著；
　-- 初版. --新北市 ： 世茂，
2014.07
　　面； 公分. - -（生活健康；B380）
　ISBN　978-986-5779-42-9（平裝）

411.3　　　　　　　　　　　103011092

生活健康 B380

好腸道，自然瘦：營養師教你日日養成好瘦體質，不便秘、不復胖

作　　　者／李婉萍

採訪・撰稿／鄭碧君

出版經紀／廖翊君 81book@gmail.com

主　　　編／陳文君

封面設計／鄧宜琨

出 版 者／世茂出版有限公司

負 責 人／簡泰雄

地　　　址／(231)新北市新店區民生路19號5樓

電　　　話／(02)2218-3277

傳　　　真／(02)2218-3239（訂書專線）、(02)2218-7539

劃撥帳號／19911841

戶　　　名／世茂出版有限公司
　　　　　　單次郵購總金額未滿500元（含），請加50元掛號費

世茂網站／www.coolbooks.com.tw

排版製版／辰皓國際出版製作有限公司

印　　　刷／祥新印刷事業股份有限公司

初版一刷／2014年7月

ＩＳＢＮ／978-986-5779-42-9

定　　　價／300元